医療マフィアが知って隠した【治癒の周波数】

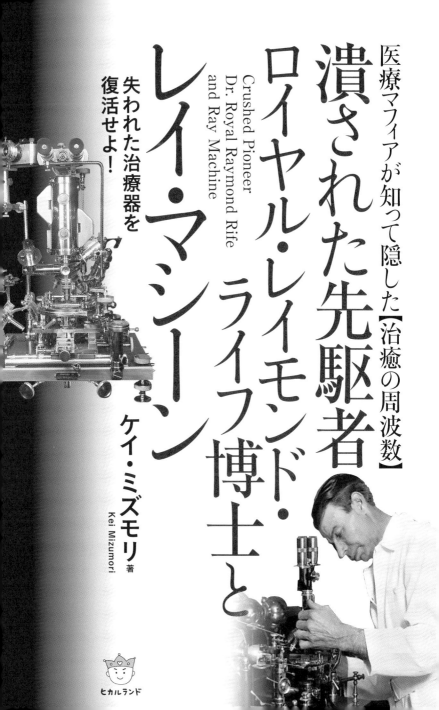

潰された先駆者
ロイヤル・レイモンド・ライフ博士と
レイ・マシーン

Crushed Pioneer
Dr. Royal Raymond Rife
and Ray Machine

失われた治療器を
復活せよ！

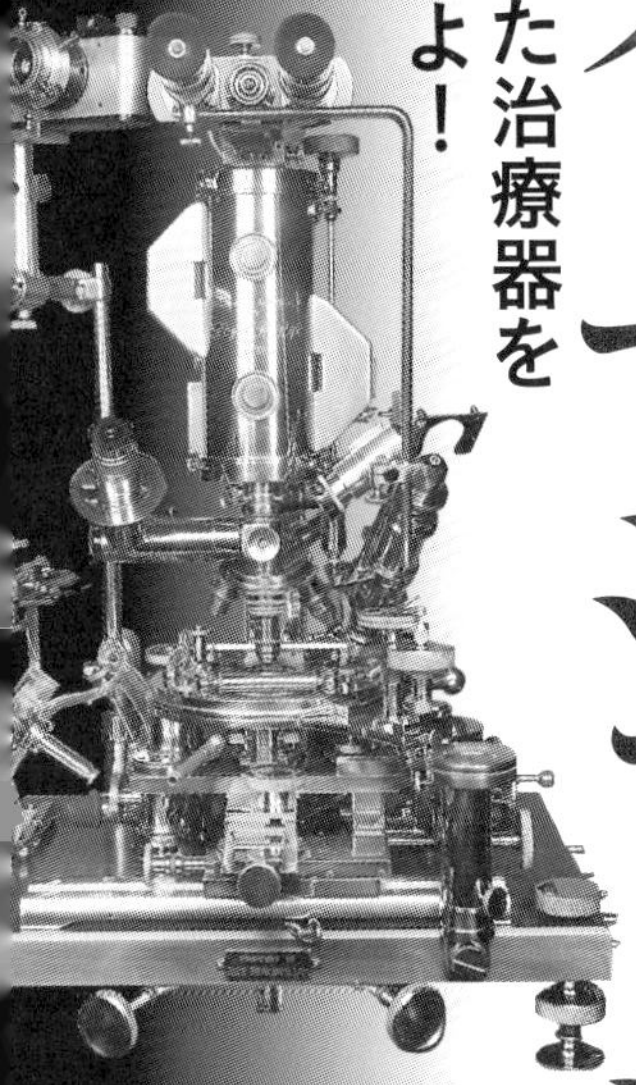

ケイ・ミズモリ 著
Kei Mizumori

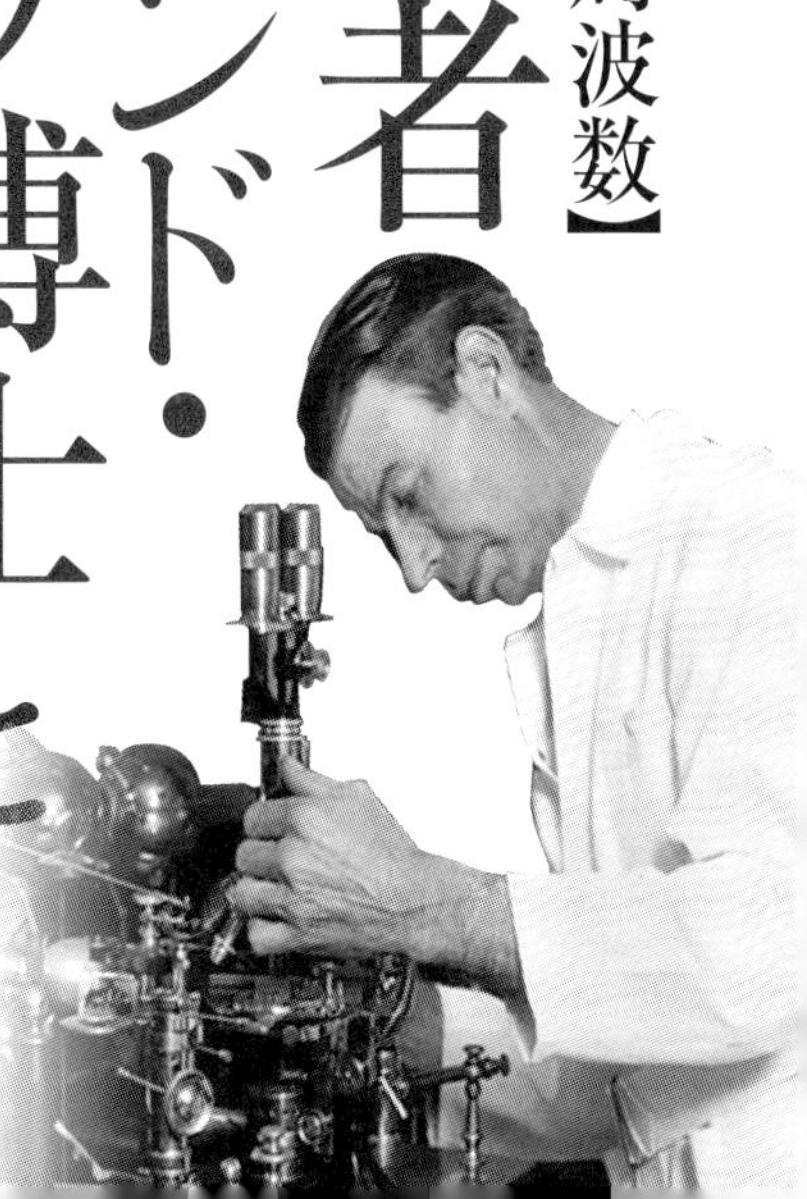

ヒカルランド

ロイヤル・レイモンド・ライフ（1888—1971）は、
1922年に高性能光学顕微鏡を開発、
ガンを含め、これまで不可視だった様々な病原菌を
生きたまま観察することに成功。
1934年、光学的・電磁気的に共振させる技術を用いて
ガン原因菌を死滅させせることにも成功した。

最近まで光学顕微鏡の倍率は
3000倍程度が限界と言われてきたが、
ライフが開発した5682個の部品で構成された
高性能光学顕微鏡の解像度は3万1千倍、
拡大率は6万倍に及ぶ驚異的なものだったという。
石英のプリズムとレンズを使用、空気による屈折ロスを補い
「ユニバーサル顕微鏡」と名付けられた。
ライフは自分の顕微鏡を使えば、ガンを引き起こす
微生物を観察できると確信していた。

ライフは染色用の物質（染色液）を加えることなく、
微生物自体を発光させることによって
可視化させる方法を見つけ出した。
ライフが参考にしたのは、今日で言う分子蛍光（光励起）。
特定の波長の光を標本の微生物に当てて、
微生物自体を発光させる技術を確立したライフは、
ついに赤紫色の微小な癌ウィルスを発見し、
観察したのである。

ガン菌を含めたその培地を、５０００ボルトの電流で24時間照らされたアルゴン・ガス封入チューブ（管）でアルゴン処理した後、５㎝の真空がある水槽の中で、摂氏37・5度で24時間置くことで培養できたのである。

分離・培養可能となったガン菌は、とても小さく、運動性を有していたが、赤紫色の蛍光により容易に識別できた。

その増殖は、対象とするバクテリアをストレスにさらすことに起因していたことが分かった。そのミステリアスな存在をＸバクテリア（X-bacteria）またはＢＸと呼んだ。

ライフはＢＸがガンを引き起こせることを確認したのだった。

結核菌を殺せる周波数の電磁波を与えると、
なぜか実験動物も死んでしまうのだった。
ライフは3年という時間をかけてその原因を探り、
バクテリア（結核菌）由来のウィルスに注目した。
そして、ライフはすべての微生物を
望み通りに殺す方法を発見した。
もちろん、その方法は病原菌の種類に応じて
特定周波数の電磁波を照射するものだが、
その特定周波数の発見方法について
ライフは言及している。

興味深いことに、適合しない周波数は
その病原菌に対して何ら影響をもたらさなかった。
適切な周波数を発すれば効果が得られ、
不適切な周波数を発しても副作用が生じないことを意味した。
この観察結果が、特定周波数の電磁波を利用した
「レイ・マシーン（光線機械）」の開発に結びついたのである。
「レイ」（ray）とは光線を意味する。つまり、ライフは
特定周波数を光として発する治療器を開発したのである。
光の作用に痛みや副作用は伴わず、その治療はごく短時間で
行われる画期的なものだった——。

はじめに　革命的医療技術が抹殺されないために

19世紀の暮れから20世紀の初め、医療の分野では、優秀な医師・治療家・研究者らによって斬新な治療法が示され、目覚ましい成果を挙げた。特にアメリカでは顕著《けんちょ》だった。

1874年、医師アンドリュー・テイラー・スティル（1828―1917）は、手技で運動器系、循環器系、脳神経系などを幅広く治療するオステオパシーを創始した。1895年、ダニエル・デヴィッド・パーマー（1845―1913）はやはり手技療法のカイロプラクティックを創始した。また1910年、アルバート・エイブラムス（1863―1924）は、冷却や器具による叩打《こうだ》刺激により脊髄神経に反射を起こし、内臓器官の働きをコントロールするスポンディロセラピーを創始し、ラジオニクス（波動治療器）を最初に開発した。オステオパシー、カイロプラクティック、スポンディロセラピーはアメリカ三大手技療法と呼ばれている。

また、ロシア系フランス人のジョルジュ・ラコフスキー（1869―1942）は、ヒトは太陽光のように、電磁波を適切なレベルで浴びると、アンテナである染色体（DNA）がその電磁波を受信し、細胞が同調することで健康を維持できることを発見した。そして、本来、身体が同調によって万遍なく発するべき電磁波を回復すべく、1931年、マルチウェーブオシレーター（多波動発振器）で様々な波長の電磁波を照射する治療法を開発した（ラコフスキーはのちにアメリカに移住する）。

そして、本書で取り上げるロイヤル・レイモンド・ライフ（1888―1971）は、1922年に高性能光学顕微鏡を開発し、ガンを含め、これまで不可視だった様々な病原菌を生きたまま観察することに成功。1934年、光学的・電磁気的に共振させる技術を用いてガン原因菌を死滅させることにも成功した。

他にも様々な医療が存在したが、19世紀の暮れから20世紀の前半にかけて、斬新な発想に基づいて数多くの注目すべき発見がなされた。その間、第一次世界大戦（1914―1918）や世界大恐慌（1929―1933）があり、世界は大きく揺れたが、医療の世界でも様々なドラマがあった。

本書は、そんな変化の激しい時代において、ロイヤル・レイモンド・ライフという人物が残した業績と、その業績に基づいて発展した技術について主に取り上げる。また、ライフが登場するまでの間、いや、その後も、医療に電気・電波を用いることには賛否あった。そのため、どのような時代背景の中、ライフの技術が登場したのかを理解して頂くためにも、電気や電波が我々の身体にもたらす影響についても触れておく。

日本国内においては、まだまだロイヤル・レイモンド・ライフという天才の業績について十分に認知されていない。いや、日本に限らず、世界においても同様である。というのも、ライフに関する情報、特にインターネット上の記事においては、事実に反することがあまりにも多く含まれているからである。

不幸にも、そんな間違った情報を鵜呑《うの》みにした人々がそのまま日本語に翻訳し、インターネット上で紹介している。それは、間違った情報がチェーンメールやフェイクニュースとして世界中を駆け巡り、誰も訂正しないようなもので、ほとんどの日本人はライフにまつわる話を正しく認識していない。

また、日本で紹介されるライフの情報には偏りが見られるため、残念ながら彼の技術的な成果に関して、具体的なことがほとんど記されていない。

そんなこともあり、国内の技術者・研究者と思《おぼ》しき人々でさえ勝手な憶測を展開し、ライフの技術を誤解し、過小評価し、さらに真実からかけ離れた情報を拡散してしまっていると言わざるを得ない。

これではライフが発見し、確立した技術が完全に歴史に埋没《まいぼつ》してしまうだけでなく、米当局や医療業界ではなく、一般人がライフを歴史上から抹殺することになってしまう。そんな状況に筆者は危機感を覚え、本書ではできるだけ多く技術的な情報も含めることにした。

本書が、これまでロイヤル・レイモンド・ライフという人物のことを知らなかった方にはその真相を伝え、誤って理解していた方には正しいライフ像を提供することができたら幸いである。

もくじ

序章

電磁気によりインフルエンザが流行することは歴史が証明している⁉

第1章 世界最高峰の光学顕微鏡を開発したライフ博士 既存科学を覆す新医学療法の幕開け

第2章

特定の周波数でガン治療に成功
世界に衝撃を与えたライフ博士 最先端研究の全貌

第5章 現代の周波数施術機器「ライフ・マシーン」ライフ博士「レイ・マシーン」との比較検証を試みる

第6章　現代の周波数療法でどんなことが可能なのか？　様々な機器と具体的活用法について

第7章 遺産復活とともに近未来医療大転換へ オリジナル「レイ・マシーン」の秘密を考察

カバーデザイン 重原 隆
校正 麦秋アートセンター
本文仮名書体 文麗仮名（キャップス）

序　章

電磁気により
インフルエンザが流行
することは歴史が
証明している!?

電気が普及した18世紀は危険性と有用性を理解していた

本書では、電磁放射線を用いた療法について論じていくが、電気や電波が人間を含めた生物にもたらす影響は、古くから研究されてきた。だが、それは意外にもあまり知られていない。そのため、本章では、そんな歴史的な背景を振り返っておくことにしたい。

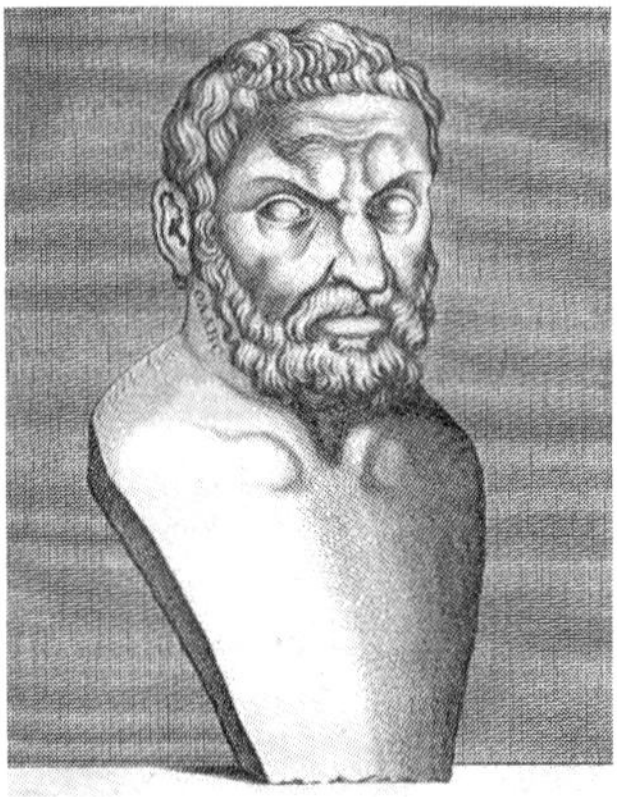
ターレス

歴史において、電気が最初に認識されたは紀元前600年頃。古代ギリシャの哲学者ターレスは、琥珀《こはく》を布で擦《こす》るとモノを引き寄せる力が生じることを発見し、「琥珀を擦ると磁石になる」と考えた。もちろん、これは静電気である。静電気は日常的に発生していたため、何を何で擦ると発生しやすいといったことは次第に認識されるようになっていったが、発生した電気をため込む方法の開発に関しては、長い年月を要した。

1746年頃、オランダのライデン大学で静電気を蓄える装置「ライデン瓶」が開発された。すると、人々が手を繋いで輪を作り、感電させる遊びが流行《はや》った。それは、庶民から金持ちまで、当時の人々を熱狂させた。当初、恐れを抱く者はほとんどおらず、蓄積される静電気のパワーに皆が魅了されたのである。まもなく、その電気に触れることによって、予期せず様々な病気や怪我の症状が消えたり、緩和《かんわ》することが報告されるようになった。そして、医療に応用する医師たちも現れた。実際のところ、電気は神経や筋肉を動かすだけでなく、心拍数が極端に下がった動物たちを回復させたり、臨死の動物を蘇《よみがえ》らせたケースが数多く存在した。そして、概して正電荷を与えると心拍数が上昇し、負電荷を与えると逆に下降する傾向も発見されたのである。

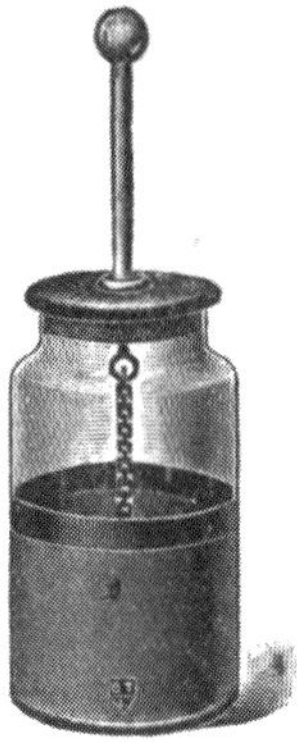

ライデン瓶

だが、電気に対して、鈍感な人もいれば、極めて敏感な人もいた。例えば、幼児や高齢者よりも20歳から50歳の活動的な大人の方が影響を受けやすく、気性の激しい人の方が帯電しやすい傾向がみられた。とはいえ、それは必ずしもその人の健康度には関連しなかった。

当時使用された電気エネルギーは決して大きなものではなかったが、静電気の所為《せい》で体調を崩す人々が少なからずいることは無視できなくなっていった。ライデン瓶に電気をフルに蓄積させると、0・1ジュールの電気エネルギーになった。ちなみに、我々が使用する携帯電話は毎秒0・1ジュール程度の電気エネルギーを脳に蓄積させる。仮に1時間通話すれば、その量は360ジュールに及ぶ。誰も気にしない数値レベルであるが、それでも敏感な人にとっては深刻な問題であった。

今日、我々は過剰なまでに電気を浴びているにもかかわらず、電磁波過敏症の人々のことはあまり真剣に取り上げられることはない。我々は今一度18世紀に電気が普及した頃のことを思い出す必要があるかもしれない。当時の人々は、現代人よりも好奇心を持って電気に接し、その危険性だけでなく、有用性も理解していた。電気により頭痛、吐き気、衰弱、疲労、動悸などが引き起こされたり、排便が促されるか下痢を起こしやすく、血液は凝固に時間を要すること等、重要な事実を当時の医師たちは心得ていたが、現代の医師たちはもはやそんなことは知らないのである。

「電気麻酔」研究を禁止された天才歯科医が開発した無線技術

1826年7月26日、ニューヨーク州オッペンハイムで一人の天才マーロン・ルーミスが誕生した。彼は歯学を学び、オハイオ州クリーブランドの学校で教鞭を執った。

1850年代当時、電気の研究においては初期段階にあったが、歯科医らは2000Hzの帯域で電波を生み出すべく静電気発生装置を利用していた。その帯域は、ヒトの神経に麻酔をかける電磁スペクトルのULF（極超長波）帯域であり、抜歯の際にとても有益な方法であった。

しかし、当時の米国医師会（AMA）は電気麻酔の研究を禁止した。その背景として、薬物麻酔は安全とは言えないものの、お金になることがあったとされる。そのため、当時電磁スペクトルのその帯域は、スペクトル・チャートから削除される対応もなされていた。

ちなみに、かつてアメリカでは電気麻酔は普通に行われていたものの、今日では、電気的な刺激を与えて麻酔を行う方法の方が危険と見なされ、安全性を含めたその分野の知識・技術が確立されていないことを理由に、利用されなくなっている（一方で、比較的安全とされる今日の麻酔薬や鎮痛剤などが利用されることにより、将来的に人体に悪影響を与える可能性は、代替医療の世界では指摘され続けている）。

ルーミスが電気に関心を抱いた切っ掛けは、歯科医としての実用的な目的があった。だが、彼の研究対象は大きく広がると、5〜6年間の実験期間を経て、1864年2月までに、ユニークな無線通信機の開発に成功した。そして、2年後の1866年に自ら開発した装置の公開実験を成功させた。

残念ながら、利用した器具や実験方法の詳細は記録されていないが、1872年7月30日、アメリカ合衆国は「電信の改良」と題したルーミスの

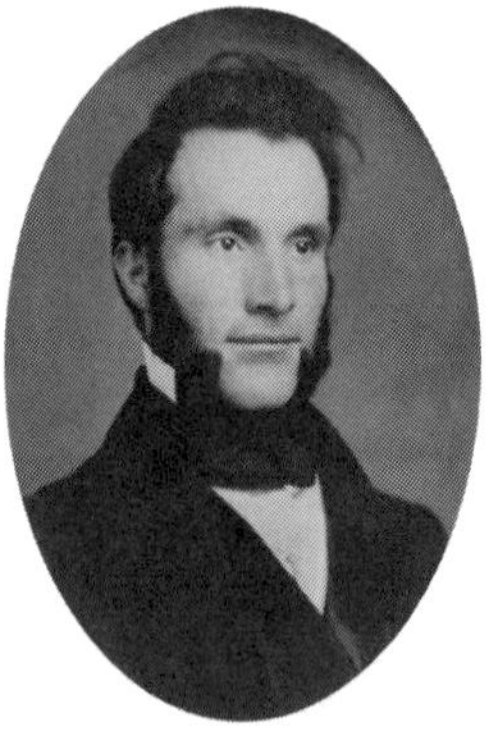

マーロン・ルーミス

発明に対して特許（No. 129,917）を与えている。もちろん、それは有線による電信システムではなく、無線のラジオ送信システムだった。少なくとも、次のような方法が利用されたことは判明している。

ルーミスは、30キロメートルほど隔てたヴァージニア州ブルーリッジ山脈にある二つの山の頂で、一つずつ計二つの凧《たこ》を上げた。それぞれの凧は、まったく同じ装置と繋がっており、その装置の底部には約38センチ四方で銅製の目の細かい金網が取り付けられていた。双方の時計は同じに設定され、一方の検流計はアース線と凧のワイヤーに繋げられた。もう一方の山頂でも同様だが、凧のワイヤーがその装置から外され、検流計は外された凧のワイヤーとアース線に接続されていた。

その状態から、外されていた凧のワイヤーを5分間隔で3回、それぞれ30秒ずつ用意した装置と接続した。すると、その動作を行う度に、反対側の検流計は、まるで電池が取り付けられているかのように針を動かし、同じ間隔、同じ強さで電気が流れたのだ。次にこれを反対にする。凧のワイヤーを動かした方は常時接続したままとして、もう一方では、凧のワイヤーを取り外す。そして、同じように5分間隔で3回、30秒ずつ凧のワイヤーを装置に接続してみると、15分後には同じ信号が再現されて戻ってきたのが最初の検流計で確認されたのだった。これはモールス信号のようなメッセージを十分送信しうる立派な無線通信システムであった。

これは、ニコラ・テスラ（1856―1943）が8歳の時のことであり、彼が数々の発明を始めるようになった時期から20年以上前のことであった。世の中で天才マーロン・ルーミスのことがほとんど知られていないことは極めて残念なことであるが、彼の発明があまりにも先進的で、これまで評価できる科学者がほとんど存在しなかったことが一因と思われる。

実際、ルーミスは山々の頂に塔を建設して国内に無線送電網を建設しようと考えていた。だが、1873年1月、合衆国議会は「彼は夢を抱いている。自分の提案が完全に採用されれば、人々の家を明るく灯して暖められる……というのは、たわいもない夢にすぎない」と言明して、ルーミス・アエリアル・テレグラフ・カンパニーへの認可を拒んだのだ。

他の多くの偉大な発明家たちが辛苦を味わってきたように、ルーミス博士も利己的で強欲な人々によって信用を貶《おとし》められた。彼は自分の研究を進めるために、二度5万ドルの基金を申請したが、上院によって拒まれた。だが、最終的に、ルーミス・アエリアル・テレグラフ・カンパニーは議会によって認可され、200万ドルまで増額可能な特典付きで20万ドルの株式資本を授けられた。そして、上院はその法案を可決させ、ユリシーズ・グラント大統領が署名した。

その後、ルーミスは、木製の塔と鋼鉄パイプを使って実験を続けたが、自分のためにはお金を受け取ることはなく、ウエスト・ヴァージニア州のテラ・アルトーにあった兄弟の家でその生涯を閉じた。

無線電波の危険性……周囲にも及ぶ人体への災厄

インドのジャガディッシュ・チャンドラ・ボース卿（1858―1937）は、天才的な生物学者・物理学者・植物学者であった。プレジデンシー・カレッジの物理学教授を務めたボース卿は、SF作家としても知られ、ユニークな発想を持っていた。

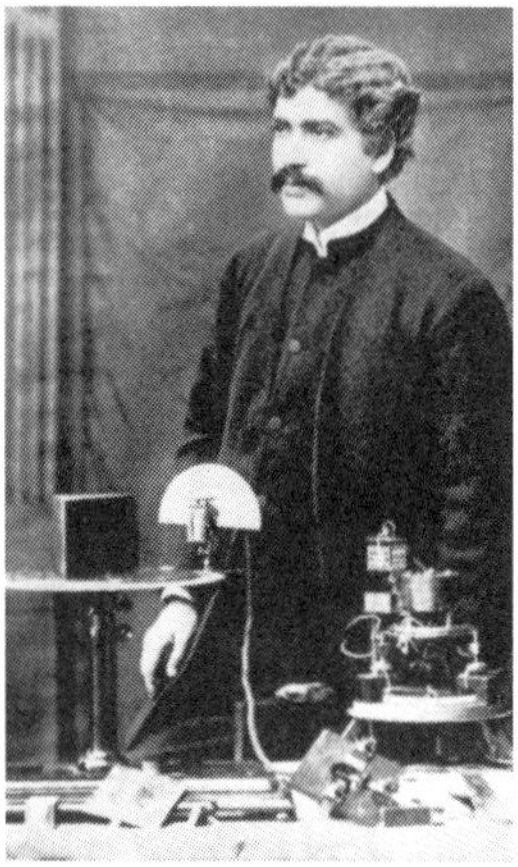

ジャガディッシュ・チャンドア・ボース卿

例えば、植物には動物同様に心臓や神経に相当する部分が存在し、実際に解剖し活動電位を測定することでそれを証明している。また、ルーミスの成功から四半世紀遅れたものの、ボース卿は１８９５年にカルカッタの講堂で無線送信の公開実験に成功している。だが、ボース卿は無線通信の発明に対して特許を取ろうとも、自身の業績を周知しようとも思わなかった。彼の関心はそれよりも植物にあったのである。

そして、その数か月後、ロシアのクロンシュタット海軍兵学校の物理学教授アレクサンドル・ステファノビッチ・ポポフ（１８５９―１９０６）が雷検知器を改良して空中線（アンテナ）を製作し、無線通信に成功した。ポポフは無線通信の特許を出願したため、正式に無線通信の発明者となった。

その４か月後、イタリアの発明家グリエルモ・マルコーニ（１８７４―１９３７）

も無線通信の特許を出願したが、実際には実験に成功していなかったと言われている。また、マルコーニの業績はあくまでも「無線通信の構成要素をシステムとしてまとめて商業化に成功した」という限定的なものともみなされている。

　だが、実際に注目されたのはポポフよりもマルコーニであり、彼は「無線電信の父」と呼ばれることとなった。母国で自分の仕事にあまり評価が得られなかったマルコーニは、イギリスに渡って支援者を得て、無線通信の技術を実用に耐えうる本格的なレベルへと高めていくことになった。そして、第一次世界大戦に向けて、無線通信技術は最大の武器となっていったのである。

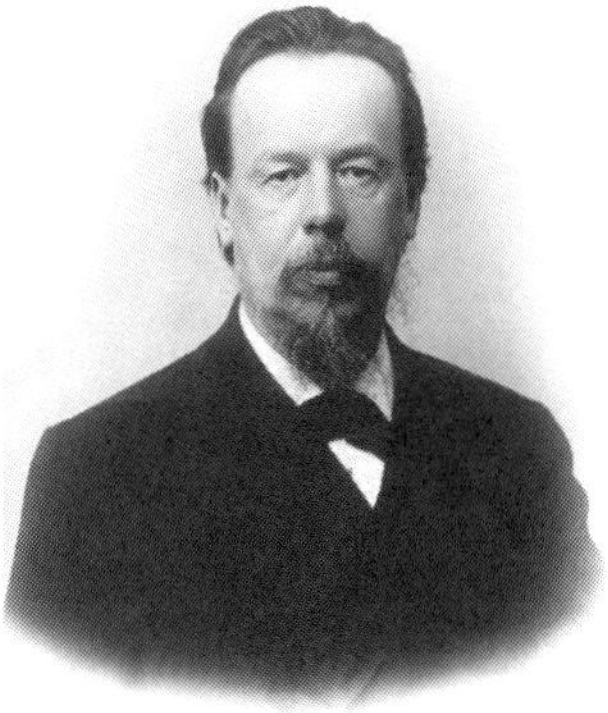
アレクサンドル・ステファノビッチ・ポポフ

　マルコーニは1909年にノーベル物理学賞を受賞するなど、技術者として成功することになったが、その陰で自分自身だけでなく、周囲にも厄災が及ぶことになった。

　実家の屋根裏で無線装置の実験を始めて1年半後の1896年、マルコーニは22歳にしてストレスで高熱を発症。超高出力無線通信路を作っていた1904年には悪寒や発熱の発作が重くなった。1905年、マルコーニと結婚したベアトリスは無線局舎に住み込んだが、すぐに耳鳴りを体験し、3か月後には病気になって重い黄疸《おうだん》を出した。生まれた子供は生後数週間で原因不明で亡くなった。マルコーニ自身も衰弱し、1906年の2月から5月まで発熱と譫妄《せんもう》を体験。1918年から1921年まで短波装置を設計していた間、自殺性鬱病の発作に悩まされた。1927年、2人目の妻マリアとの新婚旅行中、マルコーニは胸痛で倒れ、重い心臓病と診断された。1934年から1937年までマイクロ波技術に携わっている間、9度の心臓発作を体験し、最後の発作で63年の生涯を閉じた。

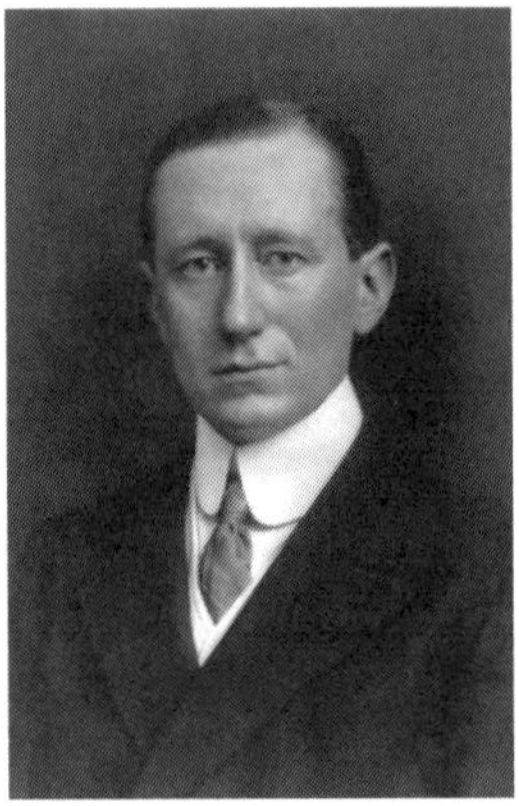

グリエルモ・マルコーニ

マルコーニが手掛けた無線局の周囲でも、近隣住民たちの苦情が相次いでいた。1901年、マルコーニの高出力送信機から12マイル離れたところに滞在していたヴィクトリア女王は脳出血に苦しみ1月22日に崩御している。

尚、無線通信の発明者アレクサンドル・ステファノビッチ・ポポフも短命で、１９０５年に重い病気にかかり、その翌年に46歳で脳内出血で亡くなっている。

もともとインフルエンザは伝染しない病気だった!?

地上の生物は太陽からの電磁波により命を与えられている。浴びる電磁波は、地球を取り巻く磁気圏や大気の存在により、適切なレベルに調整されており、そのお陰で我々は健康を維持している。だが、近年、地磁気は低下し、オゾン層も回復途上のままであり、現代人はかつてよりも不健康な地球環境で暮らしていると言えるかもしれない。加えて、電磁波は必ずしも天からやって来るものではなくなった。それは目に見えず、意外なルートでやって来ることとなった。

１８８７年、ニコラ・テスラは新型の交流電動機を開発し、交流システムの特許を出願した。翌年、テスラはそのデモンストレーションに成功し、ジョージ・ウェスティングハウスから多額の研究費と特許使用料を提供された。そして、１８８９年には、

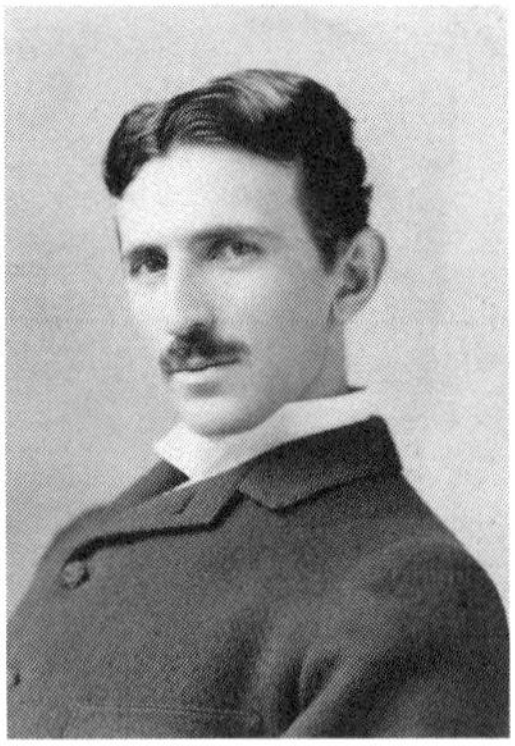

ニコラ・テスラ

世界中に引かれつつあった電線は直流から交流へと一気に切り替わり、その普及速度も加速することとなった。

その年、アメリカ、ヨーロッパ、アジア、アフリカ、オーストラリアと世界同時発生的に奇妙な病気が流行して医師たちは頭を抱える事態となった。それは4年間続き、少なくとも100万人の命を奪った。その病気とは、インフルエンザである。それ以前にインフルエンザが流行したのは、アメリカでは1874年、イギリスでは1847年のことであり、まさに突然のように狂暴化して登場したのだった。

興味深いことに、インフルエンザは幼児や老人よりも体力があり、活動的な大人がかかりやすかった。過去3世紀の統計によると、太陽の磁気活動の極大期、つまり、11年周期で発生する傾向が認められた。1645年から1715年は、太陽にはほとんど黒点が観測されない極小期であったが、その期間はインフルエンザの世界的な流行はなかった。

それまで、インフルエンザには伝染性がないことが知られており、１８８９年から流行したインフルエンザにおいても伝染性は認められなかった。9月の終わりに西シベリアで発生し、10月にはモスクワとサンクトペテルベルクに到達したが、その時、既に南アフリカのダーバンやスコットランドのエディンバラで発生が報告されていた。港に立ち寄ることのなかった海軍の艦隊においてもインフルエンザは発生した。

インフルエンザの謎は古くから知られている。ジェイムズ・ボードリー3世医師とA・ムギィ・ハーヴェイ医師は１９７６年の次のような記録を残している。

「［１９１８年以前の］過去2世紀の間に、北アメリカではインフルエンザの大流行が他にも2回記録されている。１回目の流行は１７８９年、ジョージ・ワシントンが大統領に就任した年に起こった。ちなみに、蒸気船で初めて大西洋を横断したのは１８１９年で、蒸気機関車による輸送が始まったのは１８３０年だ。

つまり、このときの感染流行は、疾走する馬が人間のもっとも速い乗り物だったころに起こっている。こうした事実にもかかわらず、1789年のインフルエンザの流行はものすごい速さで広まった。馬が駆けるより何倍も速く、何倍も遠くへと」

つまり、インフルエンザは人と人との接触によって広がっていくのではなく、各地で同時発生的に広がっていったのである。また、興味深いことに、インフルエンザによって呼吸器に症状が現れるケースは非常に少なかった。その代わりに、電気による影響と似て、目眩、不眠症、消化不良、便秘、嘔吐、下痢、衰弱、神経痛、譫妄などが多かった。また、インフルエンザから回復しても、抑鬱、躁病、偏執病、幻覚などに悩まされる人々が多く、精神病院は患者でいっぱいになった。

電磁気による外部の刺激がウィルスの感染拡大を促す

1918年の初め、アメリカではスペイン風邪が発生し、海軍の船で世界中に広ま

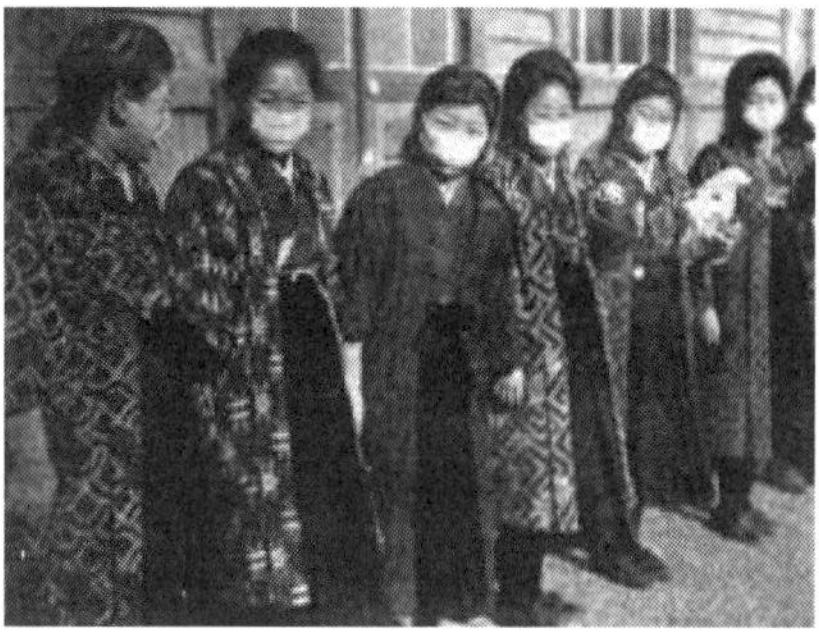

スペイン風邪の影響は日本にも及んだ

ったとされる。患者の10～15%が鼻血を訴えたが、歯肉、耳、皮膚、胃、腸、子宮、腎臓からも出血は確認された。そして、1889年のインフルエンザの流行時と同様に、不眠症、昏迷、認知力の低下、認知力の異常増加、疼《うず》き、痒《かゆ》み、聴覚障害、衰弱などの症状が報告された。

　インフルエンザと肺炎の患者について大規模な血液検査を行ったアイオワ州シーダーラピッズのアーサー・アースキン医師とB・L・ナイト医師は「検査したすべての症例で一つの例外もなく、血液が固まりにくくなっており、凝固に必要な時間が標準よりも2分半から8分多くかかっている。血液は、早いもので感染して2日目、遅いもので肺炎から回復しつつある20日目に調べているが、どれも同じ結果だった」と記している。このような事実も、奇しくも先に触れたように、電気が人体に与える影響の特徴をなぞっていると言える。

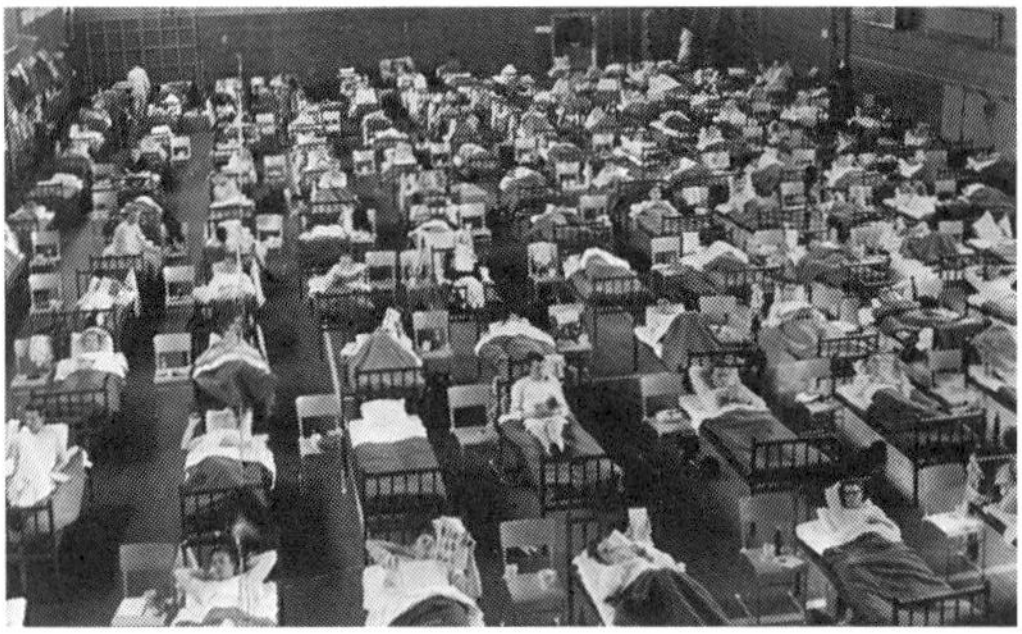

アジア風邪患者を収容した体育館。1957年スウェーデン

1950年代半ば、アメリカではレーダーを大規模に配備して、核攻撃を察知できるように3層の防壁で国土を囲もうとした。全米各地にレーダー基地が設置され、初めて稼働したのが1956年11月12日で、完全なシステムが供用されたのは1958年3月26日だった。すると、1957年2月の終わりから1年以上アジア風邪が流行した。

また、1960年代、アメリカは軍事衛星の一群を打ち上げ、1968年6月13日に最後の8基が打ち上げられて、運用を開始した。すると、その翌月から1970年3月まで香港風邪が流行したのである。

まだまだ例はあるが、地球を包む電気の層が突然大きくかき乱されるようなことが起こると、インフルエンザが流行するのである。

インフルエンザの流行は、交流電流が普及する1889年以前には、太陽活動の11

年周期に影響を受けて、ごく控え目に発生するものだったが、送電線が張り巡らされるようになる1889年以降は桁外《けたはず》れに増加してしまった。そして、軍事的・商業的な無線通信を目的とした巨大なアンテナ網の大規模設置の度に、我々はインフルエンザの大流行を体験してきた。

過去の医師たちは、被験者をインフルエンザ患者たちと濃厚接触させて、伝染するかどうか繰り返し調べてきたが、伝染する例は現れなかった。インフルエンザが病気の流行と関係があるとしても、病気の原因であると示されたことはなかったのである。

1931年、豚のインフルエンザ・ウィルスを初めて分離したリチャード・ショープ博士やインフルエンザ疫学の世界的権威R・エドガー・ホープ=シンプソン博士は、インフルエンザの流行のメカニズムについて次のように主張してきた。

インフルエンザは実際に人から人へも、豚から豚へも普通の方法では広まらない。その代わり、人間や豚のキャリアの中に潜伏して、集団全体にたくさん散らばっている。それらのウィルスが環境からの何らかの刺激によって再び活性化する。その刺激が太陽放射の季節変動と関係があり、本質的には電磁気なのかもしれない、と。

新型コロナウィルスの流行は、まさに5G電波の世界的普及とともに始まった。インフルエンザ・ウィルス同様に、電磁気による刺激がその普及の背景にあると考えることは決して大それた見方ではないのである。

電波は細胞の呼吸を阻害してしまう

1897年、マルコーニは、イングランドの南海岸に位置する長さ37キロメートル、幅21キロメートルほどのワイト島に12階建ての高さに相当する電波塔を建設した。そして、1904年にはミツバチが次々と死んでいることが報告され始めた。それは島全体に及び、ミツバチの90%が消えていった。これには、明らかにマルコーニが発した高出力の電波が影響していた。

現在、5G電波が普及しつつあるが、これまで以上に波長の短い電波が高出力で発せられることで、生物体内への侵襲性がさらに高まることが懸念されている。5Gにおいては、従来の周波数帯に加えて、より高い24〜39GHzもの周波数帯が利用される。

39GHzの周波数に対応する波長は約8ミリ、6GHzの場合は5センチ、2GHzの場合は15センチである。波長15センチの電磁波よりも、波長8ミリの電磁波の方が物体内部への侵襲性が高まる。例えば、体長2センチの生物に、波長15センチの電磁波を照射すると、外側に影響は与えても、内部にまで影響を与えることは難しい。だが、波長2センチ以下の電磁波を照射すれば、内部にまで伝わる可能性が高くなるのだ。

実際にミツバチに対して2GHz、6GHz、24GHzという、まさに携帯電波を照射する比較実験が行われているが、その結果、24GHzの電磁波（波長12・5ミリ）を照射した場合、体内までほぼ完全に伝わることが分かっている。

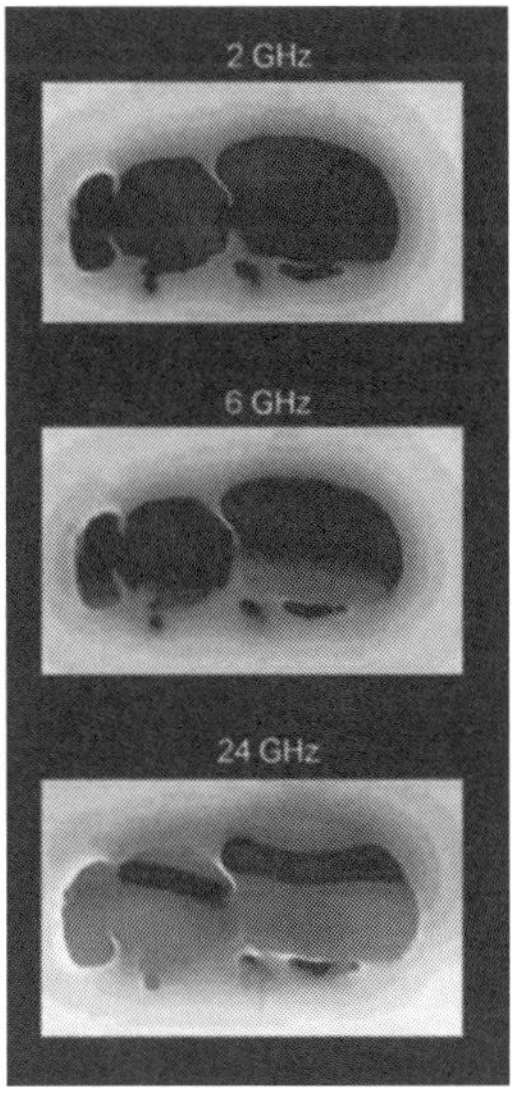

ミツバチへの携帯電波の照射比較実験

事実、インドのパンジャブ大学の動物学者ニーリマ・クマールは、近年ミツバチに携帯電話を10分間近づけておくだけで、細胞呼吸が停止することを確認している。ミツバチは電波によって、糖やタンパク質、脂肪をほとんど代謝できなくなるのである。

人間はどうなるのだろうか？　1950年代、無線周波数（RF）の電波の需要が急速に高まるようになった。RF発振器は大量生産され、航海術、ラジオ、テレビ、電波天文学、電子レンジ、工場での加熱・密封・溶接など、多くの人々が職場や家庭で電波にさらされるようになった。それに伴い、体調不良を訴える人々が急増した。

西側諸国では電波による影響を否定する姿勢を示すようになった一方で、ロシアや東欧では徹底的な調査が実施された。そして、医学部の教科書においては、電波を浴びることで、頭痛、疲労、衰弱、目眩、吐き気、睡眠障害、いらいら、記憶喪失、情緒不安定、抑鬱、不安、性機能障害、食欲低下、腹痛、消化障害などが起こることが記され、血液検査により、糖質代謝異常や高トリグリセリド、高コレステロールも明らかとなったことが示された。また、電波は心臓に与える影響も大きく、動悸、胸痛、息切れ、血圧異常、不整脈などが起こり、心臓内の電気伝導の阻害や心筋の酸素欠乏が報告された。

だが、西側諸国の医師たちの中から調査に乗り出す者たちも現れ、近年、その実態は明らかとなってきている。結論を言えば、電波を浴びることで、十分な酸素や栄養が細胞に届いているにもかかわらず、ミトコンドリアが酸素や栄養を効率的に利用できず、心臓や脳、筋肉などの臓器の要求を満たすだけのエネルギーを作り出せなくなる。これにより、心臓を含む身体全体が実質的な酸素不足になり、最終的に心臓を損傷する。加えて、糖も脂肪も細胞で効率的に利用されないため、利用されなかった糖が血中に蓄積して糖尿病に繋がるとともに、利用されなかった脂肪が動脈に蓄積する。また、血中コレステロール濃度を上昇させやすくなり、心臓病で亡くなる危険性を高めるということが明らかとなっている。特に、胸が痛み、心拍が速まる過敏性心臓(兵士心臓)は、不安が原因ではなく、慢性的な酸素欠乏によって引き起こされることが示されたことで、近年頻発するスポーツ選手の突然死も細胞呼吸の阻害によるものと説明できるようになってきている。

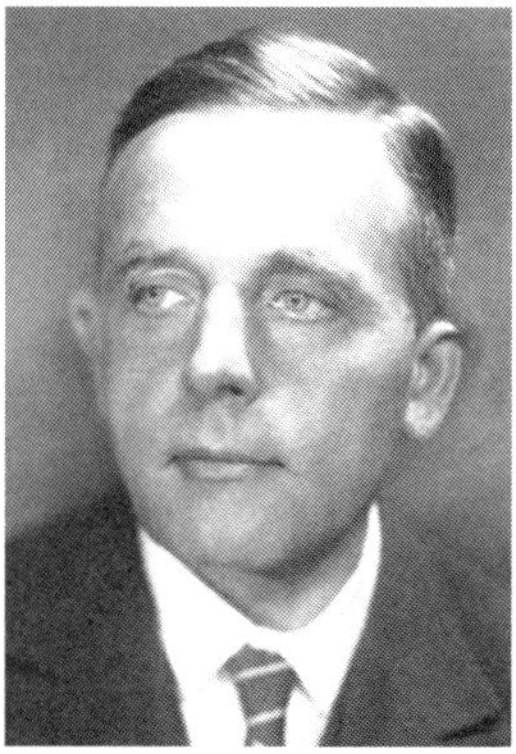

オットー・ハインリヒ・ワールブルク

もちろん、細胞呼吸が阻害されれば、ドイツの医師オットー・ハインリヒ・ワールブルク（1883―1970）が指摘したように、癌《がん》も発生する。だが、おそらく多くの人々は、高圧線の下で暮らせば、癌になりやすくなるといった噂からも想像がつくものと思われる。むしろ、心臓病や糖尿病の方が意外と思われるかもしれない。

心臓病と糖尿病の本当の病名は電波病

電化されていない時代、心臓病も糖尿病も極めて稀《まれ》な病気だった。たとえ、精製度の高い砂糖を大量に摂取しても、大多数の人々は尿に排出したり膵臓《すいぞう》を疲弊させることもなく消化や代謝ができていた。実際にアメリカでの統計を見れば、一人当たりの砂糖摂取量は1922年から1984年までまったく増加していないにもかかわらず、糖尿病の罹患率は10倍に跳ね上がっていることが分かる。

電磁波にさらされると、基礎代謝が妨げられる。細胞の動力源であるミトコンドリアが活気を失い、細胞がブドウ糖や脂肪、タンパク質を燃焼させる速度が遅くなる。

細胞に吸収される代わりに、過剰な脂肪が血液中にたまり、脂肪を運ぶコレステロールと一緒に動脈の内壁に付着して蓄積する。そして、冠状動脈性心疾患を起こす。

同様にブドウ糖が過剰になると、細胞に吸収される代わりに逆流し、やはり血液中にたまる。そうすると、膵臓からのインスリンは筋肉による摂取量を増やすことで血糖値を下げる。しかし、今では筋肉細胞がついていけない。食事の後で、できるだけ速くブドウ糖を燃焼させようとするが、もはや十分な速さではない。過剰なブドウ糖の多くが脂肪細胞に入り、脂肪に変えられる。そして、肥満となる。

動物の場合は人間よりも分かりやすい。なぜなら、野生においても、飼育下においても、長い間食事はシンプルなままでほとんど変わってきていないからである。そして、動物たちは年々体重を増やしているのである。アメリカにおいて、2005年のチンパンジーは1985年の29倍肥満になりやすかった。ラットは40年間一貫して10年ごとに15%ずつ肥満が増えていた。ヴァージニア州の軽種馬は、1985年には5%が肥満だったが、2006年には19%が肥満だった。フランスの実験用ラットは、1979年から1991年までの間に、同一条件下で体重が増加していた。このよう

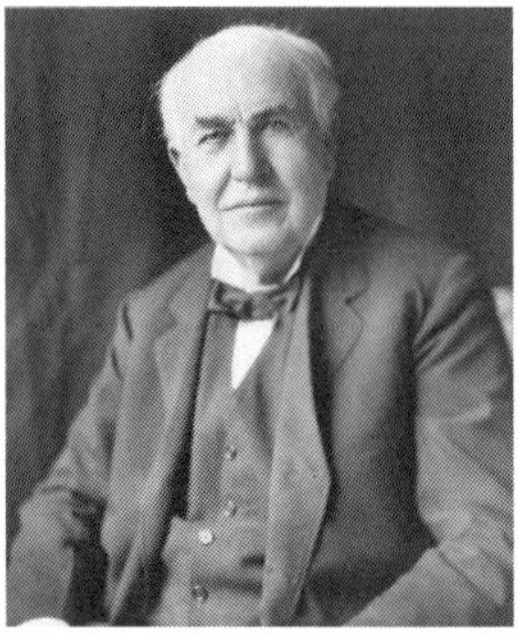
トーマス・エジソン

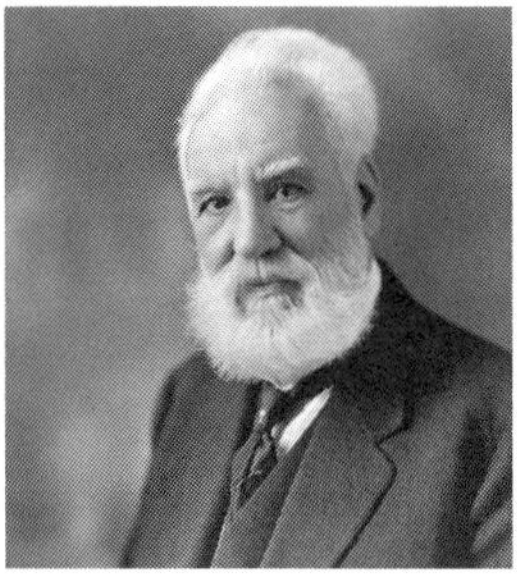
アレクサンダー・グラハム・ベル

な傾向は1940年代から現れており、人間の肥満に対する典型的な説明、すなわち、運動不足と不適切な食生活は、ことごとく間違っていたことを示していた。

1882年11月、3線式配電法の特許を受けた頃、トーマス・エジソンは当時としては稀な糖尿病にかかった。電話を発明したアレクサンダー・グラハム・ベルは、激しい頭痛、不眠症、坐骨神経痛、息切れ、胸痛、不整脈、光に対する異常過敏などを訴え、1915年、やはり当時としては珍しい糖尿病と診断された。

電磁波は寿命を延ばす？　使い方次第で毒にも薬にもなる

電波の影響は必ずしもすべての動物に常に不利益をもたらすとは限らない。例えば、マルコーニが1897年にワイト島に建設した電波塔のせいで、島のミツバチの90％が消えたが、完全にミツバチを一掃させてしまったわけではなかった。ほとんどのミツバチが消えた1906年から11年後の1917年、生き残ったミツバチは慣れによって耐性を獲得したのか、回復していったのである。

実は、電波の影響を受けると、相反するようだが、寿命を縮める有害な影響と、基礎代謝を減らして寿命を延ばす効果が現れる。後者の背景には、既に述べたように、電磁波にさらされると、動物は代謝を遅らせることが関与している。

まずは、動物が代謝を落とすことについて注目してみよう。

1916年から1917年にかけてロックフェラー研究所のジャック・ローブとジョン・ノースロップによって行われた実験によると、変温動物のショウジョウバエの平均寿命は、摂氏30度で21日、25度で39日、20度で54日、15度で124日、10度で178日だった。実は、すべての変温動物は温度が下がると寿命を延ばす。同様に、冬眠も寿命を延ばし、例えば、コウモリの中でも冬眠する種は冬眠しない種よりも平均して6年長く生きる。しかも、コウモリは、毎日冬眠していると言えるほど、寝ている間は、体温を急激に落とし、代謝を下げるため、同程度の大きさの動物よりも長寿であることが知られている。

簡単に代謝を下げる方法で、我々にも可能なことは摂取カロリーの制限である。これはすべての動物に適用される長寿法である。

さて、本題の電磁波を浴びることによる代謝の低下について話を戻そう。

1960年代終わり、ロスアラモス国立研究所では陽子加速器の建設が進められ、800MHzの周波数の電波が使用されることになっていた。そこで、その電波が作業員らに危害を及ぼすことがないかを調べるべく、48匹のマウスに対して実験が行われた。そのうち24匹のマウスには、43［mW/cm²］の強さの電波が1日2時間ずつ、週5日、3年間当てられた。すると、4匹のマウスが火傷で死に、5匹目のマウスは太り過ぎて照射室から取り出せなくなって死んだ。だが、死ななかったマウスは、電波を浴びなかったマウスに比べて、平均で19日長生きした。

1980年から2年間、約30億ワットの最大実効放射出力を有する早期警戒用レーダー基地からのレーダー波の安全性がワシントン大学で実験調査された。100匹のラットに25か月間にわたって1日21・5時間、週7日当てられた。比吸収率（SAR）は、今日の携帯電話の平均的な値で近似して、0・4W／kgとした。実験期間中、照射を受けたラットの悪性腫瘍の発症率は対照群のラットの4倍だったが、平均すると25日長く生きた。

国立癌研究所のエゴン・ローレンツは、生後1か月目から死ぬまでの間、0・1レントゲンのガンマ線を1日8時間照射されたマウスは、メスの場合、照射を受けていないマウスと同じだけ生きたが、オスの場合、100日間長く生きた。しかし、照射を受けたマウスは、リンパ腫、白血病、肺癌、乳癌、卵巣癌などを多く発症した。

他にも多くの例があるが、動物は電磁波を浴びることで、病気にかかりやすくなるが、代謝を下げることから、生き残った個体は寿命を延ばす傾向も示す。

電気や電波といった電磁波は地上の生物の健康に大きく関与している。これまで見てきたように、ヒトを不健康に導く傾向の方が強く現れるため、センセーショナルに注目されがちである。だが、地上のあらゆる生物は太陽からの電磁波を栄養とし、必要としている。電磁波は使い方次第で毒になると同時に薬にもなるのである。以後、本書では、薬となる側面に注目していくことにしたい。

第1章

世界最高峰の
光学顕微鏡を
開発したライフ博士
既存科学を覆す
新医学療法の幕開け

若き天才ロイヤル・レイモンド・ライフとは何者か

ロイヤル・レイモンド・ライフは1888年5月16日に米ネブラスカ州エルクホーンに生まれた。生後わずか8か月で母親を亡くしたライフは、叔母ニーナ・カルヴァーに育てられた。というのも、機械技師だった父親は連日14〜16時間働き、遠方に出かけることも多かったからである。

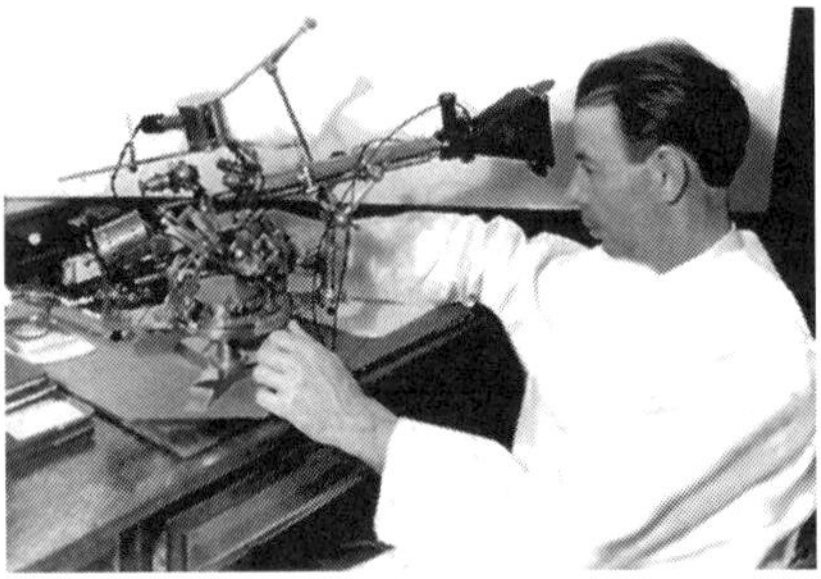

ライフの実験中の様子

穏やかで謙虚、そして、とても優秀だったライフは、1905年にメリーランド州ボルチモアにある、医学部が有名なジョンズ・ホプキンス大学に入学した。だが、まもなくしてライフは細菌学に興味を抱き、微生物学の世界を突き進むことになった。

ライフはミクロの世界に魅了されていた。特に、病気は外界から侵入する病原菌によってもたらされ、弱毒化した病原菌を接種すること（ワクチン）で免疫を得られることを示したフランスのルイ・パスツール（１８２２―１８９５）と、炭疽菌・結核菌・コレラ菌の発見者で、細菌培養法の基礎を確立したドイツのロベルト・コッホ（１８４３―１９１０）の発見にライフは感銘を受けていた。近代細菌学の開祖と呼ばれる二人は、顕微鏡を使ってミクロの世界の病原菌を観察し、分離・培養することを行っていたのである。

ライフは、ドイツのハイデルベルク大学のプロジェクトで、寄生虫マップ用の顕微鏡写真を撮影する仕事に参加した。そして、顕微鏡を使ってミクロの世界を覗き見る経験を積むとともに持ち前の集中力と器用さを発揮した。のちにハイデルベルク大学はライフの仕事にとても感謝し、寄生生物学の名誉博士号を与

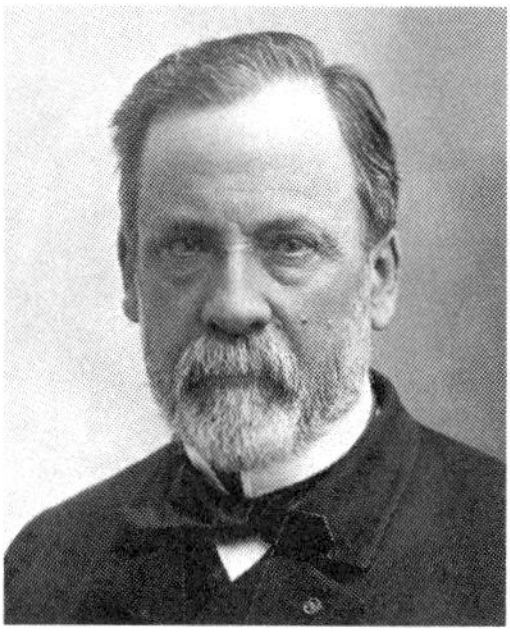

ルイ・パスツール

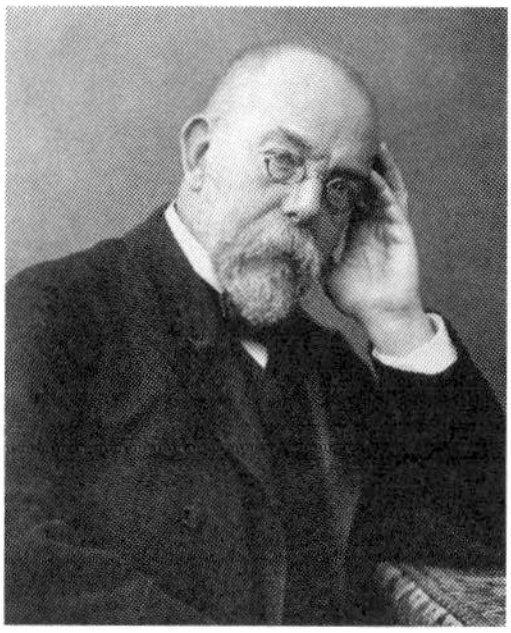

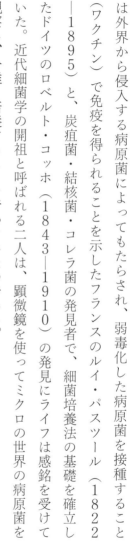

ロベルト・コッホ

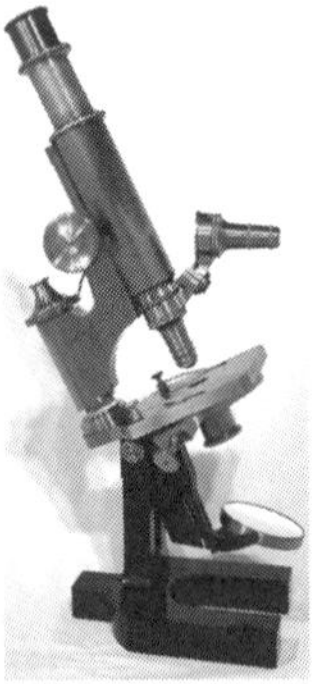
1879年製造のツァイス社の顕微鏡

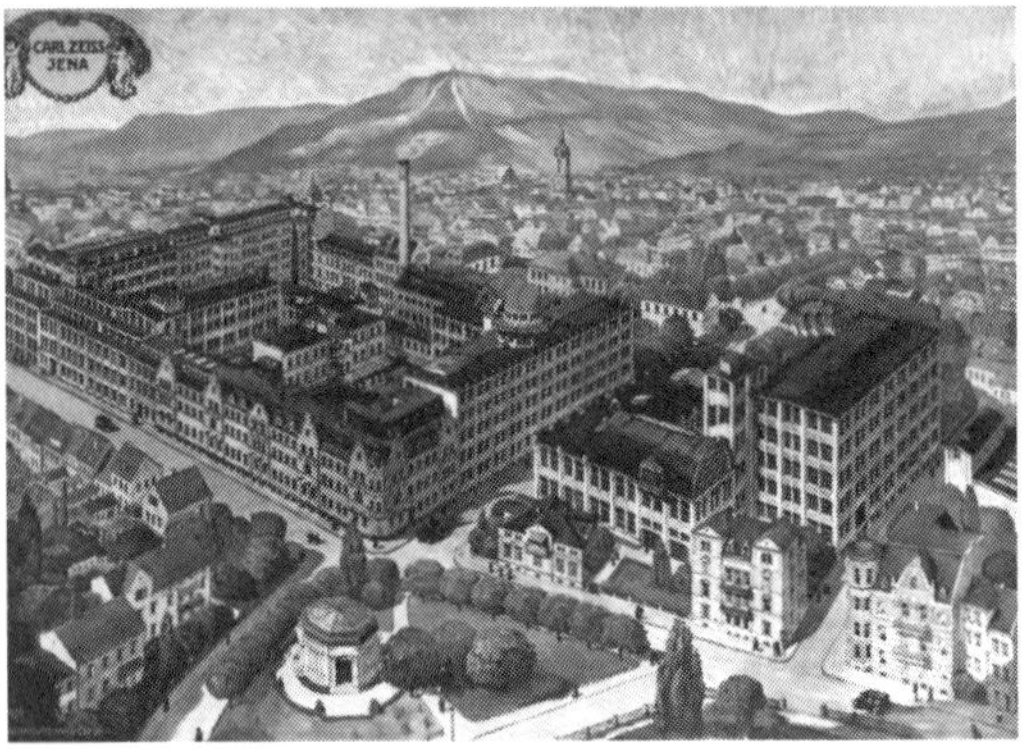

1910年頃のツァイス工場

えている（後年「ライフ博士」と呼ばれるようになった所以はここにある）。

顕微鏡を使って標本の撮影に何時間も費やしたライフだったが、当時の顕微鏡がもたらす解像度にはまったく満足できなかった。

実は、最大の関心事であったガンも感染症であり、その病原菌があまりにも小さくて通常の光学顕微鏡では観察できないのではないか、とライフは考えていたのである。対象をきちんと観察できないことには始まらない。将来的にもっと優れた顕微鏡を使用するか、自ら作り出さねばならない……。当時、ライフはそんなことを考えていたと思われる。

光学に関心を抱いていたライフは、思い切ってドイツの顕微鏡メーカーのカール・ツァイス社でインターンとして働くことにした。

当時、ツァイス社は既に世界最高水準の光学機器会社として発展していた。従業員の労働時間を1日14時間から12時間へ減らすことが議論されていた１８９０年代、異例にも9時間労働制、年次有給休暇、年金制度などの概念を導入し、その法制化はプロイセン政府に反対されたが、１９００年には8時間労働制をいち早く実現。「人類の福祉に貢献する」という社是を掲げていた稀有《けう》な企業である。そんなツァイス社の光学技術者ハンス・ルッケル氏の下で学んだライフは、わずか6年ほどで顕微鏡とレンズ技術のスペシャリストとなったのである。

【注、カール・ツァイス社で働いた期間を１９０４―１９０８年とする説もあり、時期に関しては明確ではない】

世界的大富豪との出会いで巨額の研究資金を得ることに

ところで、ジョンズ・ホプキンス大学に入学した１９０５年前後から十数年間のライフの行動に関しては不明な部分が多い。そのため、時期に関しては諸説あるが、ライフはカリフォルニア州サンディエゴに引っ越している。そして、生活費を稼ぐために、大富豪ヘンリー・ティムケン（1831―1909）のお抱え運転手になった。

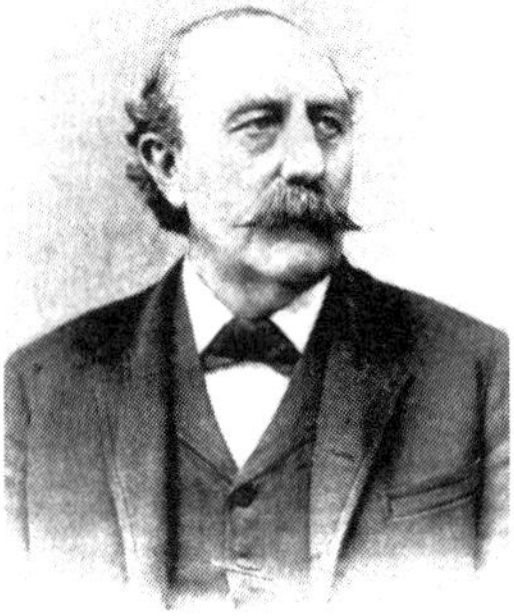

ヘンリー・ティムケン

ヘンリー・ティムケンはボールベアリングの製造で成功し、ティムケン・カンパニーを世界的大企業に発展させる礎《いしずえ》を築いた人物である。そんなティムケンの下で、ライフは非凡な才能を発揮した。製品の品質管理を相談されたライフは、X線を用いた装置を作り上げて、不良品を撥《は》ねる方法を確立したのだった。これは多大な出費の削減に結びつき、会社に大きな利益をもたらした。これにはティムケンは大変喜び、ライフの創造力と技術力を高く評価した。また、ガン原因菌を見つけ出すためにより優れた顕微鏡を作ろうと強く動機づけられたライフに感銘を受けていたティムケンは、ライフに対して一生涯、毎月報酬を支払うことを約束したのだった。

ライフの才能を評価したのはティムケンだけではなかった。ある時、ティムケンの妻が体調を崩し、原因が分からず医者も頭を抱えていた。ライフは、その原因が食べ物にあるのではないかと疑い、台所を調べてみた。そして、顕微鏡で様々な食品を観察してみたところ、その原因をピンポイントで特定することができた。香辛料の入った棚にバクテリアが繁殖していたのを発見したのである。原因を取り除くと、まもなく彼女は健康を取り戻した。

また、ティムケンには自分のビジネスパートナーのアップルトン・ブリッジスと結婚したアメリアという娘がいた。アメリアが病気に倒れた時、やはりライフが救った。そのようなこともあり、日頃からライフの能力を高く評価していたブリッジスとティムケンは、ライフのためにカリフォルニア州ポイント・ローマにフル装備の研究所を建設し、研究資金を提供する基金を設立したのだった。そして、完成した研究所は素晴らしいもので、地下室にはエアコン完備の下、約８００匹のシロネズミをはじめ、モルモットやウサギなど、計１０００匹もの実験動物たちが飼育されたのである。

尚、ティムケンは１９０９年に死去したが、その後はブリッジスが中心となった基金がライフに十分な研究資金を提供し続けたものと思われる。また、アメリア・ブリッジスが1940年に他界した際、遺産の一部5万ドルがライフに渡されている。

ところで、サンディエゴに引っ越して、ライフの人生を大きく変えた出来事はもう一つあった。

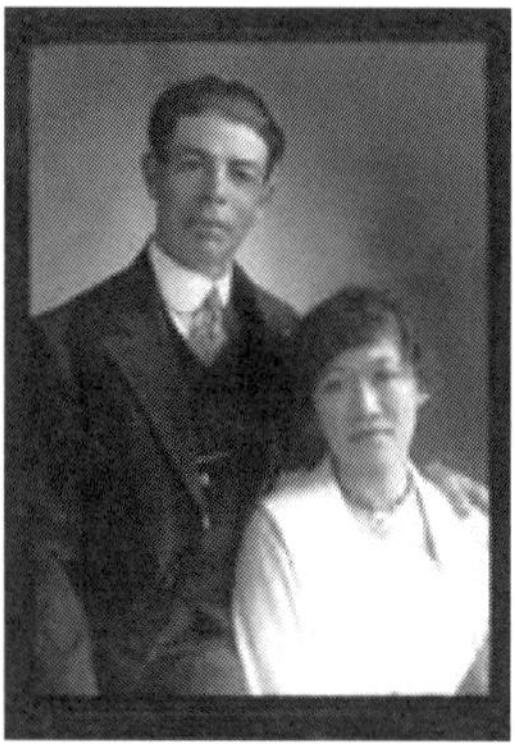

ライフ夫妻

それは、中国系のマミー・クインとの出会いだった。当時、人種の違いに対する偏見が少なからずあったが、1912年、ライフは気にせず結婚した。子宝には恵まれなかったが、ライフはマミーから多大なる支援と勇気を与えられ、マミーが亡くなる1957年まで幸せな日々を過ごした。

生きたウィルスが観察可能に！　高倍率光学顕微鏡を開発

1915年以降、ライフは自身の研究所で病気を引き起こす微生物の同定と分類に取り組んだ。しかし、顕微鏡のもたらす限界に対する不満が再燃し、1917年、ツァイス社で学んだ知識と技術を生かし、ついに独自の顕微鏡の開発に着手することになった。

比較的最近まで、光学顕微鏡の倍率は3000倍程度が限界と言われてきたが、ライフが1920年に製作を始めて1922年に完成させた1号機は1万7千倍もの高倍率を誇り、コントラストも際立っていた。だが、それで満足しなかったライフはさらに高性能な顕微鏡の開発を進め、1929年には2号機を、さらに1933年には5682個の部品で構成された3号機を完成させ、後者は「ユニバーサル顕微鏡」と名付けられた。それには石英のプリズムとレンズが使用されて、空気による屈折ロスを補い、その解像度は3万1千倍、拡大率は6万倍に及ぶ驚異的なものだったという（注、現在の分解能や総合倍率といった言葉と異なり、当時はresolutionが3万1千倍、magnificationが6万倍と表記されていたため、以後、本書では倍率が3万1千倍だったと記すことにする）。その後、ライフはコンパクトな顕微鏡を2台（4号機および5号機）を製作・完成させたが、ユニバーサル顕微鏡（3号機）が最も性能の高いものだった（注、他はすべて同じ1万7千倍の性能を有していたと考えられている）。のちに登場した電子顕微鏡においては、試料は電子線によって即座に死んでしまうため、生きた病原菌を観察することはできない。だが、ライフの光学顕微鏡においては、生きたウィルス・サイズの微生物の活動をありのままに観察することが可能だった。実際のところ、ライフは１９４０年かその翌年に完成した最新の電子顕微鏡をドイツに見に行ったが、自身が１９２９年に完成させた光学顕微鏡よりもはるかに劣る製品だったことを確認している。

【注、等間隔で罫線が引かれた格子をライフのユニバーサル顕微鏡と通常の光学顕微鏡で観察する比較実験が行われている。結果、通常の顕微鏡の最大倍率の視野ではかなりのひずみがある状態で50本の罫線が確認できたのに対し、ユニバーサル顕微鏡ではくっきりと5本の罫線が確認できた。そのため、分解能や総合倍率という観点においても、通常の光学顕微鏡の10倍以上の性能があったと考えられている。】

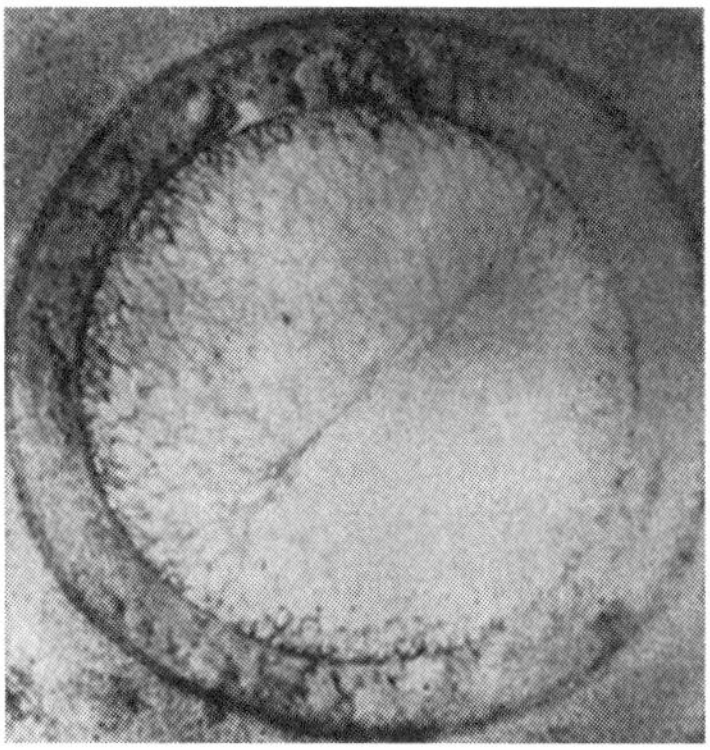

破傷風菌の芽胞。ユニバーサル顕微鏡で2万5千倍で撮影

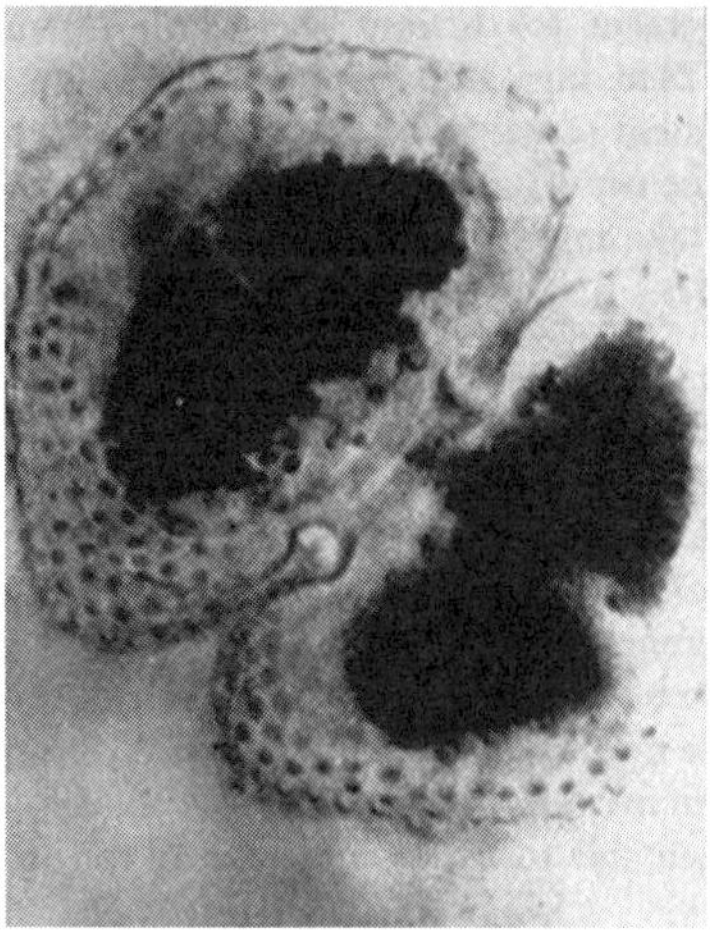

葉緑素細胞。ユニバーサル顕微鏡で1万7千倍で撮影

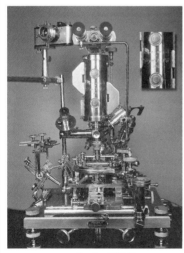

ユニバーサル顕微鏡

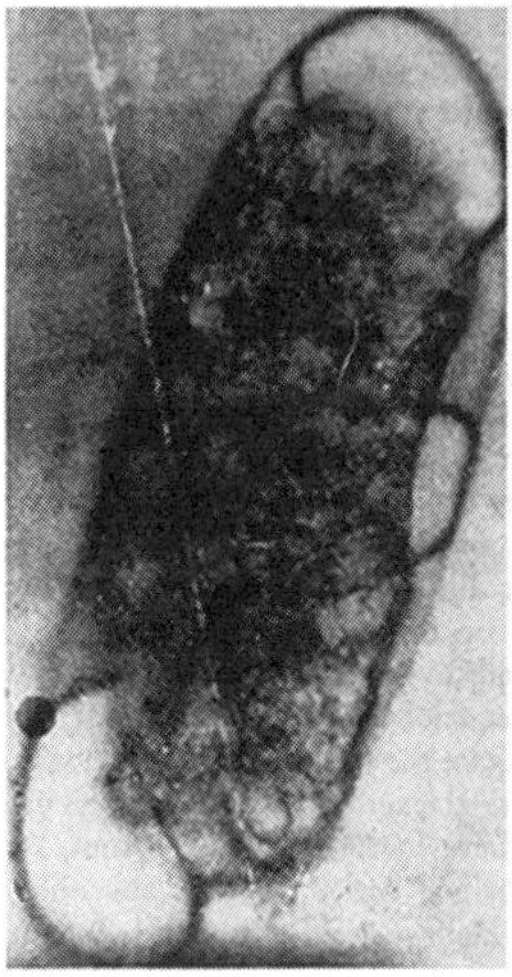

チフス菌。ユニバーサル顕微鏡で2万3千倍で撮影

驚異の高倍率を実現した高性能顕微鏡の秘密とは

しかし、いったいライフは技術的にどのようにして驚異的な高性能顕微鏡を設計したのだろうか？　そこで、ライフの証言を元に、ユニバーサル顕微鏡とはどのようなものだったのか、振り返ってみることにしたい。

まず、通常の光学顕微鏡の原理について簡単に説明しておきたい。光学顕微鏡は、対象を対物レンズと接眼レンズを介して拡大して見るものである。図のように、A点から現れてレンズL（対物レンズ）を通るすべての光線はA'点に集中する。例えば、レンズLの中心を通過する光線は屈折しないが、焦点Fを通過した光線はレンズによって屈折して軸と平行になる。そして、A'点での像はf、d、D、h、Hの5つのパラメーターで決まり、次のような関係式が成り立つ。

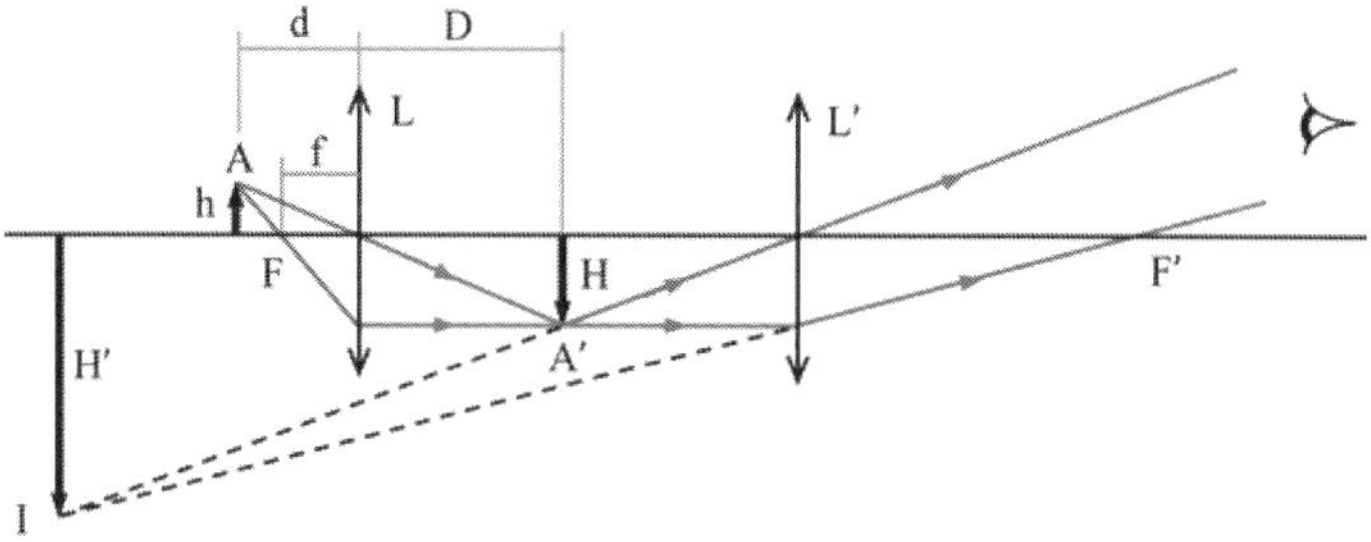

「光学顕微鏡の原理」の図解

$$\frac{1}{f}=\frac{1}{d}+\frac{1}{D}$$

及び

$$\frac{H}{h}=\frac{D}{d}$$

中学の理科においては、このような関係式を考えることなく、光線がどのようにレンズを通過するのか、図を描いて学んだ。

このような原理は2番目のレンズL'（接眼レンズ）が加わっても同様に適用される。A'点から軸に平行に進む光線はレンズL'で屈折して焦点F'を通る。また、A'点からレンズL'の中心を通る光線は屈折せずに直進する。このように光線が一点に集中せず、広がる場合、つまり、焦点距離よりも近い位置に対象がある場合、実像は生成されず、I点に虚像が生成（観察）される。

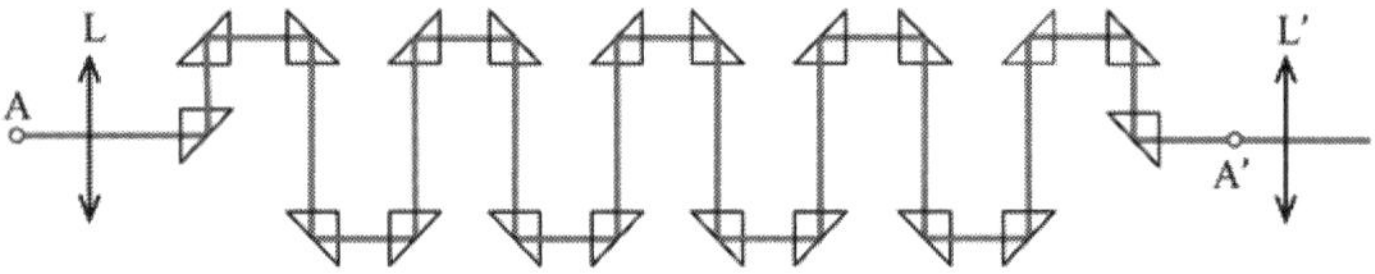

「光線の経路」の図解

これが、対象を対物レンズと接眼レンズを通して見る光学顕微鏡の原理である。

ここで、顕微鏡の倍率を高めることを目指していたライフは、焦点距離fを抑えつつ、Dの距離を大きくすることでその実現を考えた。そして、レンズLとA'点との間にたくさんのプリズムを入れたのである。

円筒形の胴体部分の長さは２２９ミリであったが、ライフはプリズムを介して４４９ミリの経路を確保した。通常の顕微鏡においてそれは１６０〜１９０ミリとされるため、異例に３倍近い長さであった。

もちろん、たくさんのプリズムを介して光線をジグザグに進めるには高い精度が必要で、レンズの軸と平行に光線を導かねばならない。その点に関しては、ライフも十分理解しており、すべてのプリズムとレンズには石英ブロックを使用し、対物レンズにはツァイス社で開発された高品質なものを採用した。また、胴体部とネジには高価なアルミニウムとマグネシウムの合金「マグナリウム」を使用した。マグナリウムが優れていた理由の一つは、熱膨張率が石英のそれとほぼ一致していたためであった。

とはいえ、このような説明だけでは解決されない謎もある。例えば、生前ライフはこの光線の経路について、「21の光線のブレンド」を行っていたという表現を用いていたが、実際には図のように21ではなく20のプリズムを使用しないことには説明がつかないとされている。また、ライフは光線は（軸に対して）「ほぼ平行」でなければならないとしていたが、レンズLを通った光線は平行を維持するのではなく、集中していくはずだという指摘もある。そのため、ライフのユニバーサル顕微鏡の性能を疑問視する研究者らも少なからず存在するのが現実である。

標本を発光！　可視化できる色（スペクトル・波長）を選び出せ

ライフはこのようにして自ら設計し、高性能な光学顕微鏡を作り上げたが、それだけでは不十分で、ガンを引き起こす微生物の発見は容易ではなかったことをのちのインタビューで明かしている。

当初、ライフは自分の顕微鏡を使えばガンを引き起こす微生物を観察できると確信していた。ガン組織を使った1万5千枚を超えるスライドを用意したライフは、顕微鏡の前に腰かけ、微動だにせず観察を続けたが、24時間、いや48時間も寝ずに観察を続ける日々を繰り返しても発見できなかった。顕微鏡で無色のウィルスを観察するには、対象を目立たせ、他と区別できるようにすることが重要である。そのため、ライフは10年以上を費やして染色にたくさんの分子を試してみたが、それでも発見できなかった。

最終的に、ライフは染色用の化学物質の酸が微小微生物を殺してしまうがために、自分の顕微鏡の能力が生かされなくなっているのではないかと考えた。そして、非常に時間を消費することになったが、ライフは染色用の物質（染色液）を加えることなく、微生物自体を発光させることによって可視化させる方法を見つけ出したのだった。ライフが参考にしたのは、今日で言うところの分子蛍光（光励起）である。物質は特定の波長（色）の光を浴びると強く発光する性質を有している。そこで、微生物を照らす光源として何が相応《ふさわ》しいのかをライフは考えた。電気アークは非常に激しい光源だが、スペクトル線があった。そのため、ライフは連続スペクトルを生み出す白熱フィラメントを好んだ。

そして、適切な色（スペクトル・波長）を選択するために特別なフィルターを使用した。それは1889年に眼科医のリスレー（Risley）博士によって発明された「リスレー・プリズム」だった。だが、その後、さらに正確に特定の色（スペクトル・波長）を選択可能なピンポイント・フィルターを自ら開発し、以後、それを利用してきたとされている。

癌ウィルスを発見・観察・分離・培養できる方法を確立

そのようにして、特定の波長の光を標本の微生物に当てて、微生物自体を発光させる技術を確立したライフは、ついに赤紫色の微小な癌《がん》ウィルスを発見し、観察したのである。十数年間ほとんど寝ずに顕微鏡を覗き続けた結果であった。

癌ウィルスを生きた状態で観察できたことは、まさに快挙であったが、ライフにとってそれはようやくスタート地点に立ったようなもので、問題はその先だった。次に、ライフに必要とされたことは、癌ウィルスを分離し、培養することであった。

それも極めて難しいことで、ライフは長く面倒な工程と失敗に終わる試行を無数に繰り返した後、まさに偶然にその方法を発見した。

ある日、ライフは癌ウィルスを含む培地をアルゴン放電管（電流で活性化されたアルゴン・ガスで満たされたチューブ状リング）の円内にほぼ24時間置きっぱなしにしたのだった。すると、その培地の様子が変化していたことに気づいた。よく見てみると、培地内に濾過性（フィルターを通過しうる微小サイズ）の赤紫色の小さな粒、すなわち癌ウィルスが増殖していたのである。

ライフは同様の条件で繰り返すだけでなく、様々な培地でも試してみた。そして、ついに癌ウィルスを分離・培養できる方法を確立したのだった。

まず、使用する培地だが、微生物学者のアーサー・ケンドル博士によって開発されたK培地を利用することで、培養できることをライフは発見した。K培地は、タンパク質ベースであったが、ペプトン（タンパク質を酵素で消化したもの）は乏しかった。それが他の培地よりも優れていた。

ガン菌を含めたその培地を5000ボルトの電流で24時間照らされたアルゴン・ガス封入チューブ（管）でアルゴン処理した後、5㎝の真空がある水槽の中で、摂氏37・5度で24時間置くことで培養できたのである。これにより、ガスで満たされたチューブでガン菌培地がイオン化し、それが真空水槽内で酸化によって中和されるとライフは考えた。そして、微生物はいくらかの化学成分を変化させ、それは可視スペクトルとして、ライフの顕微鏡を介して観察できたのである。

このようにして分離・培養可能となったガン菌は、とても小さく、運動性を有していたが、赤紫色の蛍光によって容易に識別することができた。そして、その増殖は、対象とするバクテリアをストレスにさらすことに起因していたことが分かった。

ライフは長年にわたってまさにそのミステリアスな存在を探してきていたため、それをXバクテリア（X-bacteria）またはBXと呼んだ。

さらに、ライフはそれが本当にガンを引き起こすのかどうかを確かめる必要性を感じた。そこで、ヒトの乳ガン組織から得たBX溶液をラットに接種させた。すると、ほぼ3~4日で接種を行った個所の乳腺組織に病変が現れたのである。病理検査の結果、典型的な悪性腫瘍と判明した。ライフは絶対的な確信を持ちたかったため、これを411回繰り返し、同一の結果を得た。そのようにして、ライフはBXがガンを引き起こせることを確認したのだった。

ここで断っておきたいが、ライフはガン原因菌の正体がバクテリアなのかウィルスなのかといった分類・区別については追究していない。というのも、当時、バクテリアには目の細かいフィルターを通り抜けることができないものとできるものがあると考えられており、後者は濾過性バクテリアと呼ばれた。だが、実際には、フィルターを通り抜けることができたのはバクテリアではなく、ウィルスであった。そのため、ウィルスのことが濾過性バクテリアと呼ばれることもあれば、濾過性ウィルスと呼ばれることもあったのである。

今日では、平均的なバクテリアのサイズが1000nm単位であるのに対し、ウィルスは20―４００nm単位となることは知られており、ウィルスを通常の光学顕微鏡で観察することはできない。ガン原因菌も通常の光学顕微鏡で観察できなかったため、ウィルス・サイズと考えられた。だが、のちにあらためて触れるが、それは運動性を持ち、環境によって姿を変える特徴も有することからも、ライフはあまり分類自体にこだわっていなかったと思われる。

そのため、「癌ウィルス」も「ＢＸ」も「ガン菌」も「ガン原因菌」と同じ、又は、同じだが環境によって姿を変えたものと考えて頂きたい。また、ガン原因菌とみなしたＢＸがガンを生み出せることは確認したものの、ＢＸは環境に依存するため、直接的な原因菌と言えるのかどうかに関しては、ライフ自身確証を得ていた訳ではなかったことも付け加えておきたい。

第2章

特定の周波数で
ガン治療に成功
世界に衝撃を与えた
ライフ博士
最先端研究の全貌

ライフ博士の活躍が報じられ医学界に大激論を巻き起こす

ライフは、現代人でも作れない超高性能光学顕微鏡を開発し、ガン原因菌の分離・培養に成功した。当然のことながら、当時これは世間に大きな衝撃を与えた。

1929年11月3日付の『サンディエゴ・ユニオン』紙は次のように報じている。

新しい器具が人類の目に隠された病原菌の世界を露《あら》わとする

主人公がピンの頭をダンスホールの床として使い、すべての隣人たちをそこにダンスに誘えるほど小さな世界を描いた映画を想像してみていただきたい。その映画は、その小さな主人公が卵の中に形作られ、逃げようと殻を破り、平均的な寿命を生き、高齢で死ぬのを見せている……。そこには確かにいくらかの想像力を要するが、それはまさにポイント・ローマでなされている。微生物（病原菌）や桿菌、そして植物界の最小単位がその生命の秘密をカメラに対して露わとしている。（ロイヤル・レイモンド・ライフは）実際のサイズの１万３千倍で破傷風菌を撮影している。彼曰く、この拡大により、これまで決して見ることのできなかったテール（尾）が、棒の先に付けたキャンディーのような姿で認められる。そして、彼はその芽胞に注目して、それを最大21万７千倍まで高めることで、菊の花と似たような姿を見せてくれたのである。

また、１９３１年11月22日付の『ロサンゼルス・タイムス』紙の報道記事をまとめると以下のようになる。

戦時中の病気に対する最新科学の進歩が明らかに

医学研究の利益として迎えられたサンディエゴ市民による発展

最近サンディエゴのロイヤル・Ｒ・ライフ博士が14年の努力の後に完成させた世界で最も強力な顕微鏡の論議を含め、最も偉大な科学的発見が、金曜の夜に医師会員らに説明された。通常の顕微鏡で可能な２０００倍と比較して、１７００

0倍もの倍率を有すると言われるライフ博士の強力な顕微鏡を通じて、濾過後の段階、あるいは、かつては不可視であった段階のチフス菌を観察できたとケンドル博士は言った。おそらく微小な濾過性微生物（ウィルス）が観察されたのはこれまでで初めてのことである。

このような新聞報道を見るまでもなく、ライフの発見は医学界にも衝撃を与えた。多くの人々にとっては、ライフによる高性能光学顕微鏡の開発と癌ウィルスの発見が注目されたが、医学者らにとっては、ライフが観察・確認した癌ウィルスの生態に衝撃を受け、ある者たちには受け入れがたいものであり、議論を巻き起こしたのである。

それを理解するためには、まずライフが観察した癌ウィルスについて説明していくことにしたい。

意外な癌ウィルスの生態——環境で姿を変える多形現象とは

ライフが癌ウィルスの特徴について１９３２年11月20日に記したメモには、「屈折角　12―３／10度」「化学的屈折色　赤紫」と書かれていた。だが、ライフは１９５３年に自分の発見にコピーライトを付けた際には、屈折角を12―３／16度に変えていた。おそらく、訂正したものと思われる。そして、癌ウィルスのサイズは極めて小さく、その長さはおよそ1ミクロンの15分の１（70ナノメートル）、幅は1ミクロンの20分の１（50ナノメートル）。外形は微小な卵型の粒子で、その運動性から鞭毛を備えていることが示唆された。ライフはアシスタントのＥ・Ｓ・フリーとともに癌ウィルスの検査・測定を１０４回繰り返し、同じデータを得た。

そして、ライフは癌ウィルスが次の４つの形態をとることを示した。

①癌腫形態のＢＸ
②ＢＸよりも大きな肉腫形態のＢＹ
③ガン患者の90％以上の血液の単球において見られる単球菌形態（適切に染色すれば、通常の顕微鏡でも観察可能）

④クリトマイセス（Crytomyces）多形態真菌（ランやキノコのそれと形態的に一致）
【注、癌ウィルスは豚肉やキノコ、そしてランに発見され、癌の原因になりうるとライフは記している。真菌形態で存在しているものと考えられる】

つまり、癌ウィルスはその形やサイズを一定に保つのではなく、変化させる。そして、②〜④の形態は36時間以内に①の癌腫形態（ＢＸ）に戻ることができ、実験動物に典型的な腫瘍を生み出したという。ライフはこのプロセスの確認を３００回以上行い、同じ結果を得ている。

さらにライフは、休眠状態にある④の真菌形態の株を取り出し、アスパラガス・ベースの培地に植えてみたところ、④の真菌形態はなくなり、③の単球菌形態も、①のＢＸも②のＢＹも発見されなかった。だが、潰瘍化していない乳房腫瘤から直接分離した最初の癌ウィルスからは、あらゆる既知の実験室的分析方法をパスする大腸菌が発見された（注、大腸菌はヒトの大腸に多く生息するバクテリアで、大半の株は無害である）。

ライフは自身の顕微鏡を使って実際に観察することで、癌ウィルスは環境によってバクテリアや真菌のように姿を変える「多形現象」の存在を確認するとともに証明したのだった。

そして、当然ながら、ライフは癌治療のためにBXを殺すことを考えた。そこで、紫外線やX線を照射してみたが、BXは極めて屈強で、殺すことはできなかった。だが、意外にも摂氏42度を2日間維持すると殺すことができたのだった。

細菌は身体の状態によって無害から有害な病原菌に変化する

以上のように、ライフは血液や生体の中に様々な形態に変容する（多形現象を起こす）微生物を確認し、その観察の結果、病気の原因に関して、かつて自身が刺激を受けてきたパスツールの見解とは異なる結論に至った。すなわち、病気（感染症）は特定のサイズと形の細菌——モノモルフィズム（単形性）——に起因するという定説ではなく、様々なサイズや形に変容しうる「プレオモルフィズム（多形性）」に起因す

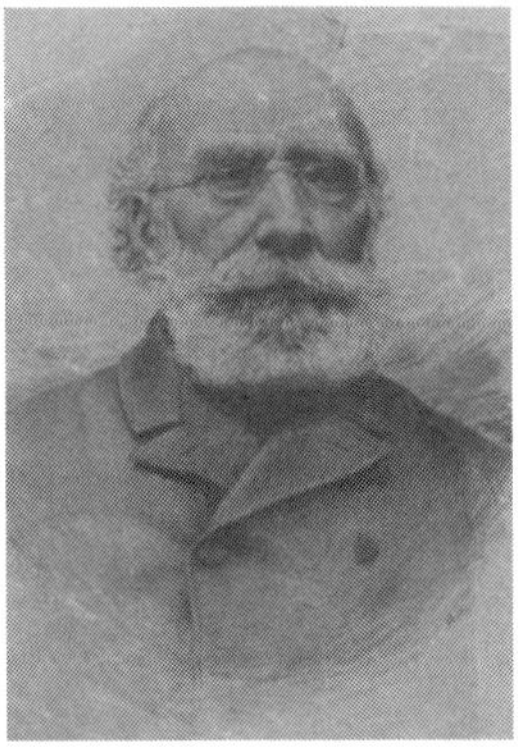
アントワーヌ・ベシャン

るというものであった。言い換えれば、「細菌は病気の原因ではなく、結果である」「細菌は身体の状態（環境）によって無害から有害な病原菌に変化する」というものである。

これは、フランスの医師・化学者・薬学者のアントワーヌ・ベシャン（1816―1908）の発見に遡《さかのぼ》るものである。ベシャンは、体液中に存在する生命の基本単位である分子顆粒「マイクロザイマ」を発見し、それが環境によって不安定になると、病原性のある細菌（多形性）を生み出すと主張した。そして、病気は外界から侵入する細菌（単形性）によってもたらされるというルイ・パスツールの主張を否定した。結局、この論争に負けたベシャンは、医学界から葬り去られた。

尚、パスツールは、死の直前に自分の理論は間違っていて、ベシャンが正しかったことを認めたというが、皮肉にも歴史はパスツール説を支持し、現代医学は築かれていった。人体は機械の部品のようなもので、傷んだ部分は手術で修理・除去し、侵入した病原菌を殺すために、いわば殺虫剤のようなものを投与する医療に急速に傾いていったのである。これにより、人体内の状態を整える重要性は軽視され、病気の原因は外的要素にあり、その治療も医師という他人任せの考え方が定着していったと言えるだろう。

さて、既に触れたように、ライフが発見したガン原因菌ＢＸが、環境によってその姿を変えるだけでなく、紫外線でもＸ線でも殺すことはできなかったものの、摂氏42度を２日間維持することで殺すことができたという特徴から、読者の中には、カナダの生物学者ガストン・ネサン（１９２４―２０１８）がソマチッドと名付けた未知の微生物を連想される方もおられるだろう。

興味深いことに、ライフよりも20年ほど遅れて、１９５０年代にネサンも倍率３万倍で分解能１５０オングストロームという驚異的な光学顕微鏡「ソマトスコープ」を独自に開発し、同一と考えられる微小生物の変容を詳細に観察したことになる。つまり、ライフが発見した４つの形態は、ベシャン流に言えば、マイクロザイマの変化で生じた細菌形態であり、ガストン・ネサン流にいえば、ソマチッド・サイクルを大まかに捉えた形態となるだろう。

ライフはＢＸを実験動物に投与することで癌を生み出すことができたが、ＢＸにとって不利な環境では培養できないことや、摂氏42度を2日間以上維持すると死滅することも確認しており、環境依存性の高いガン誘発菌と捉えていたとみなした方が良いかもしれない。

尚、この病原菌の姿に変容しうる多形性微生物（ソマチッド）の状態は、ヒトの体内の状態（環境）に依存し、ヒトの健康に影響を及ぼすため、健康のバロメーターと考えられている。その詳細に関しては、やはり年代的に新しいガストン・ネサンが最新情報を提供していると思われる。本書ではこれ以上このテーマには深入りしないため、興味のある方は他書を参考にして頂きたい。

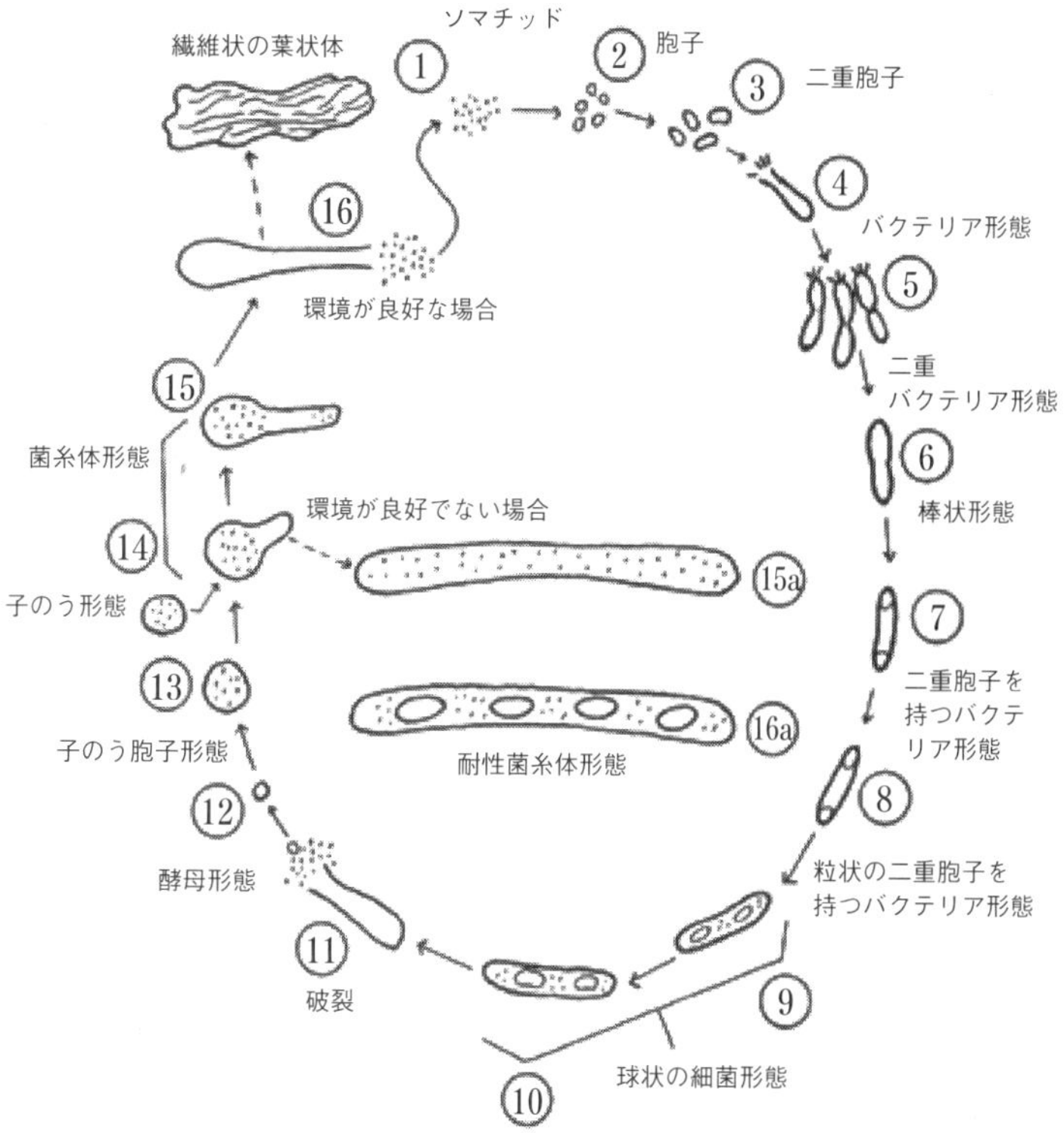

16段階に姿を変えるソマチッド・サイクル

ケンドル博士と一緒に不可能だった極小病原菌の偉大な発見を成す

ライフによる驚異的な光学顕微鏡の開発とそれによってそれまで不可視だった微生物の生態が観察できるようになったことが新聞で報じられるようになると、すぐにシカゴのノースウェスタン大学細菌学部長で、K培地の開発者であるアーサー・ケンドル教授の注意を惹いた。実は、ケンドル博士は著名な医師でありながら多形現象を支持してきた少数派で、その驚くべき報告の真実性を検証してみたいと思ったのである。

1931年、ケンドル博士はライフを自分の研究所に招いて、ライフの顕微鏡を使って自身が培養してきたあるバクテリア種（チフス菌）を観察してみた。すると、それらは濾過後の段階において、運動性を有したターコイズブルー色の微小粒子として観察することができた。ケンドル博士にとって、それはあまりにも驚くべきことだったため、そのすべての工程を8回繰り返したほどだった。

そして、同年ケンドル博士はライフとともにこれらの実験とその結果を説明した記

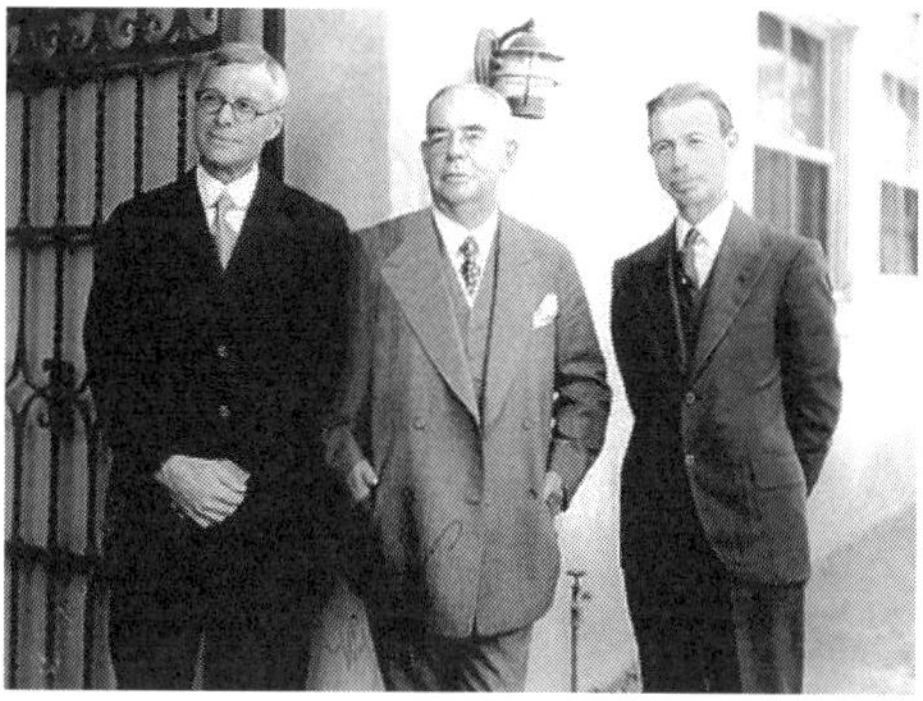
アーサー・ケンドル、ミルバンク・ジョンソン、ロイヤル・ライフ

事を記して発表するに至った。ライフは医師ではなかったため、医学界でも高名なケンドル博士の支持・協力はライフにとって非常にありがたいことであり、強力な味方を得たと言えた。事実、その後に多くの医師たちがライフの研究所を訪れ、彼の顕微鏡を覗いては、それまで見ることの不可能だった極小病原菌の活動を確認し、ライフによる偉大な発見に太鼓判を押したのである。

１９３１年11月20日、ライフとケンドル博士の快挙、そして、ガン治療への道を開いたことを祝し、もう一人の強力なライフの支持者であるミルバンク・ジョンソン博士は、著名な医師、病理学者、細菌学者ら44人を招いた夕食会を開き、その発表について論じた。そして、先に紹介したように2日後に『ロサンゼルス・タイムス』紙はその重要な会合について報じたのだった。ここではさらにその記事の詳細を載せておきたい。

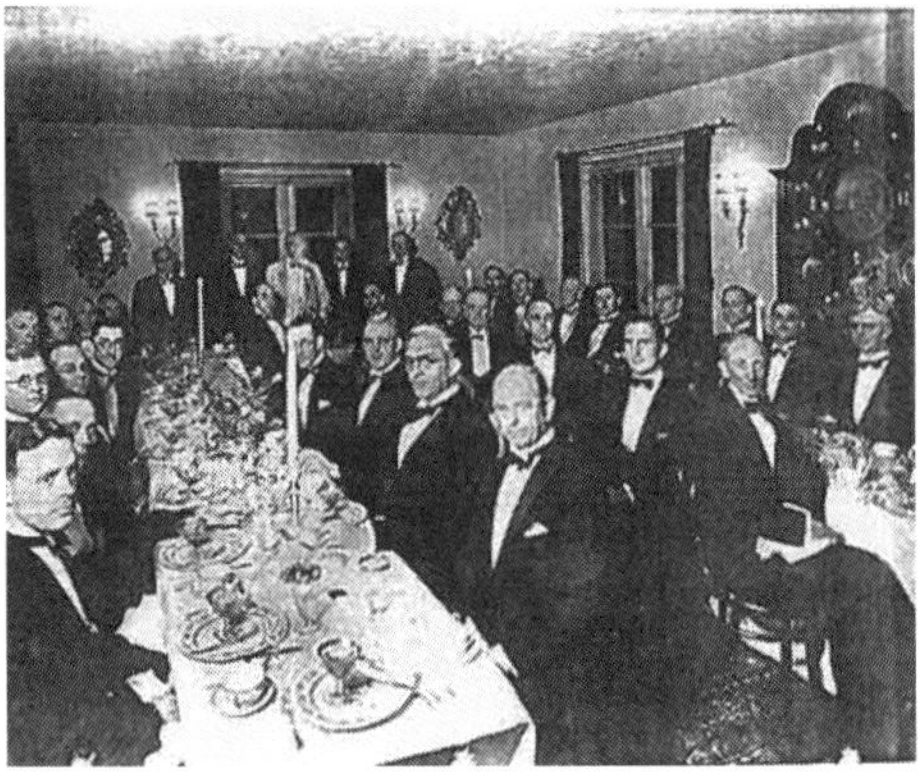

1931年11月20日、44人の著名医学者らがライフとケンドル博士の快挙を祝った

最近サンディエゴのロイヤル・R・ライフ博士が14年の努力の後に完成させた世界で最も強力な顕微鏡の論議を含め、最も偉大な科学的発見が、金曜の夜に医師会員、細菌学者、病理学者らに説明された。それはライフ博士とA・I・ケンドル博士に敬意を表してミルバンク・ジョンソン博士によって開かれた夕食会でのことだった。

その著名人の会合の前、ケンドル博士は自身の新しいK培地でチフス菌を培養する研究について語っていた。チフス菌は非濾過性で、一般的な顕微鏡の使用で容易に観察できるだけ大きなものである。だが、ケンドル博士によると、K培地を使用すると、その微生物は通常の顕微鏡では観察できなくなり、超微視的あるいは濾過性に至るだけ小さく変容する。そして、それは微視的あるいは非濾過性の姿に戻りうる。

通常の顕微鏡で可能な２千倍とは異なり、１万７千倍にも及ぶライフ博士の強力な顕微鏡を使用すると、濾過性あるいはかつては不可視の段階にあったチフス菌を観察できるとケンドル博士は語った。おそらく微小な濾過性微生物（ウィルス）が観察されたのはこれまでで初めてのことである。

現在利用されている最高の顕微鏡は２０００倍から２５００倍に拡大できる。ライフ博士は、まったく新しい光学原理を適用した巧妙なレンズ配置と、二重石英プリズムと強力な照明光を導入することで、最低倍率が５千倍、最高倍率が１万７千倍の顕微鏡を考案した。

その新しい顕微鏡は極めて重要な進展を証明することになると科学者らは予言している。光学技術に課された限界を超えると思われる顕微鏡の完成について率直に疑いながらも、ジョンソン博士のゲストたちは視覚的なデモンストレーションに大いに喜び、世界でも一流の科学者たちの先頭に立つライフ博士とケンドル博士に心から賞賛を与えた。

従来のパスツール概念を否定するライフ博士の研究は批判妨害の的に

だが、それと同時に、ライフやケンドル博士らに対する風当たりも強くなり始めていた。

1932年、ケンドル博士はアメリカ医師協会（AAP）の会合で講演を行うよう招かれていた。だが、ロックフェラー財団のウィルス学者トーマス・リヴァーズ博士はケンドル博士の講演を中止させようとした。ライフの顕微鏡を通じて、病原菌は環境によってそのサイズも形も変える事実を発見したことについて語ることが分かっていたからである。結局、リヴァーズ博士の要求は受け入れられなかったが、ケンドル博士のスピーチの後、リヴァーズ博士はすぐに演壇へ向かって激しい反論を行った。そして、リヴァーズ博士はその反論によ

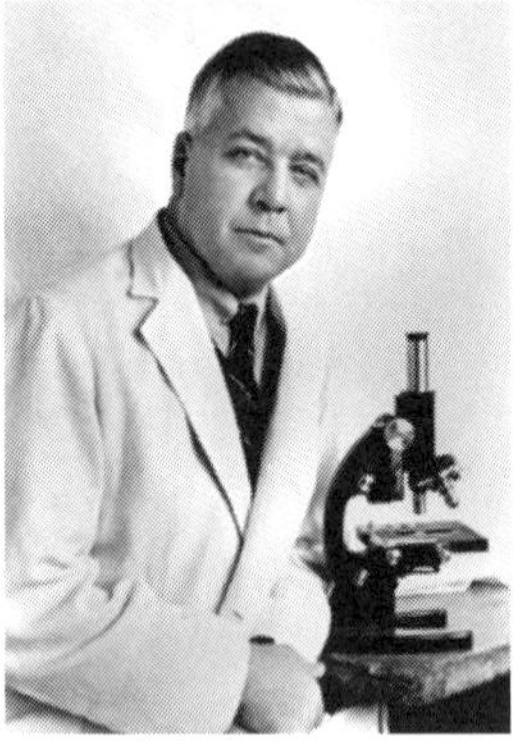

トーマス・リヴァーズ博士

りケンドル博士がまるで嘘つきであるかのような印象を聴衆に与えたのだった。

また、リヴァーズ博士とハーヴァード大学の細菌学者ジンザー博士はケンドル博士の結果を再現しようとした。だが、彼らはＫ培地を採用したものの、観察には通常の光学顕微鏡を使用した。当然のことながら、ライフの高性能顕微鏡と発光を促進する方法を利用しなかったため、彼らは問題のナノサイズの粒子を見ることはできなかった。

リヴァーズ博士らはルイ・パスツールが主張した「モノモルフィズム（単形性）」、すなわち、感染症は特定のサイズと形の病原菌に由来するという概念を信じていた。同様の仮定は植物学や動物学での分類においても適用され、様々なサイズや形に変容しうる「プレオモルフィズム（多形性）」は当時はあり得ないことだったのだ（現在でもほとんど認められていない）。

ライフとケンドル博士は厄介なイデオロギーの問題に直面していた。だが、そんな時に新たにミネソタ州ロチェスターのメイヨー・クリニック実験細菌学プログラムを率いるエドワード・ロズノー博士がその事実の検証を希望した。ロズノー博士はライフの顕微鏡が持ち込まれていたケンドル博士の研究所で3日間を過ごし、自分が観察したことをありのままに『サイエンス』誌で報告した。彼は「ターコイズブルーの濾過性の体が間違いなく存在する」と記した。また、それらは感染組織が広がる培地の濾過液にたくさん見られ、「微生物発達のある段階」を成していたとも記していた。

このように、ライフを支持する医師らも現れる一方で、批判的な医師らも増えることとなった。

周囲の雑音を遮断して画期的なレイ・マシーンを新開発

それまでにライフは高性能光学顕微鏡を開発し、ガン原因菌と思われる微生物が環境によって姿を変えることなどを発見していた。だが、ライフの最大の関心は、ガンをはじめとした感染症に対する治療法の確立だった。単形性・多形性の議論は医学者たちに任せておき、ライフは治療器の開発に集中することにした。

実は、ライフは顕微鏡の開発前から電磁放射線（電磁波）を使って微生物を殺すことを考えていた。１９２０年、結核菌を電磁放射線で殺すにはどの周波数で効果が発揮されるのか、既にライフは実験を繰り返していた。そして、試行錯誤の末、ライフは結核菌を殺すことのできる周波数を発見した。しかし、結核菌を殺せる周波数の電磁波を与えると、なぜか実験動物も死んでしまうのだった。ライフは3年という時間をかけてその原因を探り、バクテリア（結核菌）由来のウィルスに注目した。

先述したように、病原菌は特定のサイズ、特定の形を常に維持し続けるわけではない。それが置かれた環境によって変化するのである。そのため、結核菌においても、一般的に知られるバクテリアとしての姿だけではなく、ウィルスとしての姿もありうると考えられた。それで、電磁波照射によって実験動物の体内の結核菌が攻撃されると、ウィルスが発生するか、一部がウィルスに姿を変え、そのために実験動物も死に至るのだと考えたのである。

そこで、もしそのウィルスだけを分離して、致死周波数を見つけ出すことができれば、結核菌の致死周波数とそのウィルスの致死周波数の二つを同時に与えれば、実験動物に副作用は及ばず、死に至ることはないと考えたのである。これは、ガンの場合に置き換えてみれば、ＢＸやＢＹといった形態のガン菌を同時に攻撃することに相当する。

そして、ライフはすべての微生物を望み通りに殺す方法を発見し、のちにインタビューにおいて説明している。もちろん、その方法は病原菌の種類に応じて特定周波数の電磁波を照射するものだが、その特定周波数の発見方法についてライフは言及している。

例えば、ある病原菌に有効な周波数を見つけ出すには、その病原菌を顕微鏡で観察しながら様々な周波数の電磁波を発してみる。すると、特定の周波数を発した際にその病原菌が何らかの反応をするようになる。「破裂又は崩壊する」ものもあれば、集合するものもあったという。このような反応は様々な種類のバクテリアで見られたが、興味深いことに、適合しない周波数はその病原菌に対して何ら影響をもたらさなかった。つまり、適切な周波数を発すれば効果が得られ、不適切な周波数を発しても副作用が生じないことを意味した。この観察結果が、特定周波数の電磁波を利用した「レイ・マシーン（光線機械）」の開発に結びついたのである。

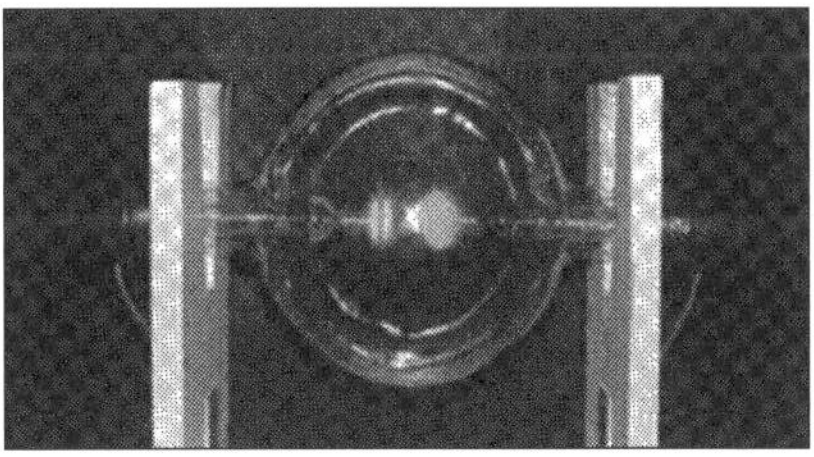
特定波長（周波数）のプラズマ光が病原菌を殺した

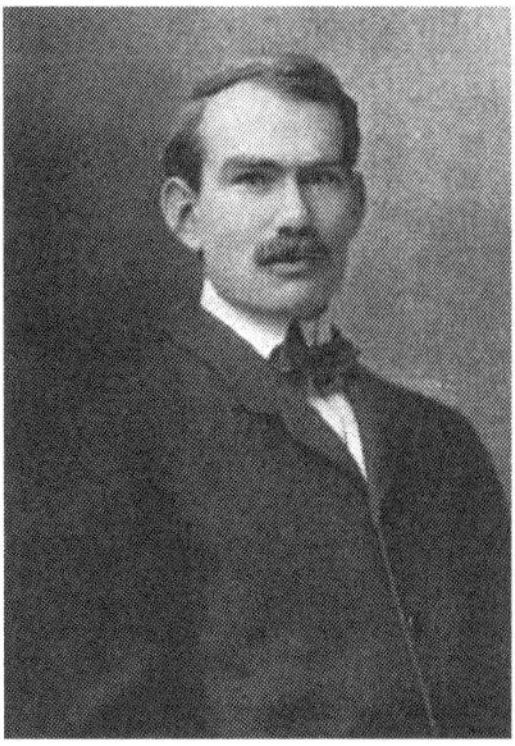
リー・ド・フォレスト

「レイ」（ray）とは光線を意味する。つまり、ライフは特定周波数を光として発する治療器を開発したのである。光線を利用した治療法に関して言えば、1903年にデンマークのニールズ・フィンゼン博士がカーボンアーク灯を開発し、尋常性狼瘡（皮膚結核）の治療に利用してノーベル生理学・医学賞を受賞している。これはのちに光線療法として発展する。光線療法が効くメカニズムに関してはこれまで明確な説明がなされていないが、血液循環や殺菌作用、日光浴作用など様々な効果が知られている。

一方、ライフは周波数をピンポイントで特定し、その周波数に応じた灯り方をする真空管ランプに手を加えて使用し、特定の病原菌を対象とした。そんなレイ・マシーンの開発に協力してくれたのが著名な発明家・電気技術者のリー・ド・

フォレスト（1873―1961）だった。フォレストは三極管の発明者であり、まさにライフが必要としていた人材であった。フォレストの助けもあり、ライフは最終的にX線管を使用して特定の周波数（波長）の電磁波を発生させる治療器の開発に成功したのである。

レイ・マシーンが発する光の作用に痛みや副作用は伴わず、その治療はごく短時間で行われる画期的なものだった。

ガン患者への周波数治療が成功！　根絶に大きく前進と発表されたが……

ライフの研究のお陰で、BXの致死周波数が1、607、450Hz（約1・607MHz）、BYの致死周波数が1、529、520Hz（約1・529MHz）であったことが判明しており、それらを含め、様々な病原菌の致死周波数17個が明らかとなっている（一般に知られていないが、他に40個以上発見されたという）。だが、ライフが開発したレイ・マシーンの詳細は、残念ながら今や分からない状態にある。病原菌を共振させうる特定周波数（波長）の電磁波を発生させて、その物理的な振動衝撃によって破裂・崩壊させ、死に至らしめるのだと推測されてきた。また、共振によって生じる摩擦熱も関与していたのではないかと思われている（その真相はのちに触れる）。

ライフはそんなレイ・マシーンを用いて、まずはK培地において、次に動物において実験を行った。様々な感染症に冒された動物に対して、それぞれ有効な周波数の光を照射してみると、その感染症は速やかに治癒していった。無数の実験が繰り返されたが、様々な個体においても同じ結果が得られた。そして、１９３２年までに、チフス菌、ポリオ・ウィルス、ヘルペス・ウィルス、そして、ガンに冒された動物に対して、完ぺきとも言える成功を収めた。その結果、ライフはヒトに対しても十分な効果が得られるという自信を深めていった。

１９３４年夏、パサデナ病院の取締役員だったミルバンク・ジョンソン博士は南カリフォルニア大学特別医療研究委員会の下、臨床試験を実施することにした。ライフには様々な悪性腫瘍に苦しむ末期ガン患者16人が提供され、臨床試験の結果は病理学者アルヴィン・G・フォード博士率いる医師チーム６人によってモニターされた。

治療には、周波数器具から真空管ランプの発光を通じて致死周波数（ＭＯＲ＝Mortal Oscillatory Rate）を3分間発することで行われた。この3分間の治療が行われると、３日という間隔を空けて、再び3分間の治療を行うことを続けた。３日という間隔を空ける理由は、致死周波数の照射で体内で死んだ微生物（老廃物）をリンパ液を通じて排出させる時間を与えるためである。

この治療の結果、南カリフォルニア大学の医師チームは、16人のうち14人が70日以内に臨床的に治癒したと表明した。残りの２人の治癒にはさらに20日を要した。つまり、治癒率は１００％だった。

１９５３年、ライフは当時のことを次のように振り返っている。

「周波数器具による治療においては、組織はまったく破壊されることなく、痛みも感じられず、聞こえるような音も発せられず、感覚もまったくない。真空管が光り、３分後には治療が終わる。ウィルスあるいはバクテリアは破壊され、その後、身体はウィルスあるいはバクテリアの毒作用から自然に回復する。いくらかの病気も同時に治療されるかもしれない」

もちろん、この成功はライフと親しい医療関係者だけでなく、一般にも伝わり、多くの人々から称えられた。例えば、１９３８年5月7日付の『サンディエゴ・ユニオン』紙は次のように報じている。

18年の苦労の後にライフによって観察されたガン破壊

恐ろしいガンを引き起こすものも含めた病原菌を、各微生物特有の波長に合わせた電波を浴びせることで死滅させられるのを発見したと本日、サンディエゴのポイント・ローマの科学者ロイヤル・R・ライフは主張した。また彼は、それが病気の直接の原因であるという確証はまだ得ていないが、そのガン菌を分離したことも付け加えた。結核、ガン、肉腫、ガンと似ているがそれほど致命的ではない腫瘍からの微生物。致命的な連鎖球菌感染、腸チフス、ブドウ球菌感染、ハンセン病の二形態は多数の中の一部だが、電波によって死滅したとライフは報告している。

そして1940年、アーサー・W・イェール博士は、ライフが非常にユニークで驚くべき方法でガンを治療する技術を発見したため、医学はアメリカで死因が2番目に高い病気を根絶する間際にあると発表したのだった。

第3章

周波数治療に対する大弾圧が始まった偉大な医療技術の発見はこうして潰され闇に葬られた

20世紀初頭に起こった電気療法禁止、自然・代替療法への迫害

ライフがこのような成功を収める中、逆風も強まっていた。というのも、1910年以降、アメリカの医学界には大変革の波が押し寄せていたからである。

20世紀初頭、北米の医療は実に多様で、今日のようなアロパシー（いわゆる西洋医学）一辺倒ではなかった。当時の医師らは、現在では民間療法・代替医療とみなされるものも同格に扱っていたのである。そのため、1904年、米国医師会（AMA）はアメリカの医学教育を改革すべく、医学教育評議会（CME）を創設した。医学教育評議会は、医師になる条件として、医学校への入学に必要とされる最低限の事前教育に加え、人体解剖学と生理学の訓練に2年間、そして、教育研究病院での臨床業務に2年間を必要とすることをスタンダードとした。そして、1908年、そのスタンダードに満たない医学校を排除する目的で、医学教育評議会はアメリカの医学教育を調査すべくカーネギー教育振興財団と契約した。そして、カーネギー教育振興財団は

その調査に教育者のアブラハム・フレクスナー（１８６６―１９５９）を選出した。

そして、フレクスナーが１９１０年にその調査結果をまとめたのが悪名高き『フレクスナー報告書』である。フレクスナーはその分厚い報告書において、アメリカ国内にはスタンダードに満たない医学校が多いだけでなく、医学校および医師の数が多すぎること等を報告した。その結果、医学校の約半数がスタンダードに満たないとして即座に閉鎖されたのである。電気療法は禁じられ、ホメオパシー、オステオパシー、折衷医療、自然療法はこき下ろされた（植物療法は科学的に検査されなかった）。そして、従わない医師らは医師免許をはく奪されたり、逮捕されるケースも発生した。

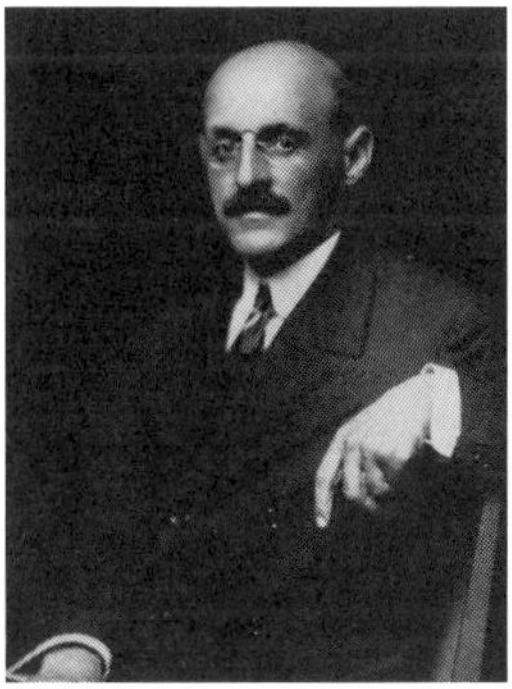
アブラハム・フレクスナー

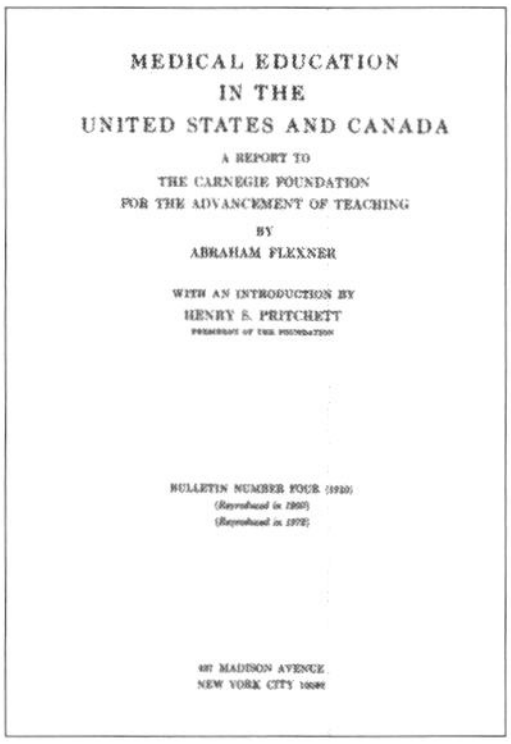
MEDICAL EDUCATION
IN THE
UNITED STATES AND CANADA
A REPORT TO
THE CARNEGIE FOUNDATION
FOR THE ADVANCEMENT OF TEACHING
BY
ABRAHAM FLEXNER
WITH AN INTRODUCTION BY
HENRY S. PRITCHETT
PRESIDENT OF THE FOUNDATION

BULLETIN NUMBER FOUR (1910)
(Reproduced in 1960)
(Reproduced in 1972)

437 MADISON AVENUE
NEW YORK CITY 10022

『フレクスナー報告書』

その後、二、三十年かけて全米各地で医療の取り締まりが進んでいったのである。ライフ以前にも既に電気療法やラジオニクス等で様々な医療機器が存在していたが、それらは1910年代から1930年代で大量に廃棄されるようになっていった。

そんな時代背景の中、ライフらは新しい医療を普及させようとしていた。問題が生じないわけはなかったと言えるだろう。

簡単な病気治癒は医療産業に死活問題……狙われたライフ博士の企業

1936年頃、ライフは自分の研究所にあるような巨大な機械ではなく、より扱いやすい機械を製造する独立した会社を作る必要があると悟った。ライフは、自分の発明を理解し、自分の機械の能率を維持しつつ、よりコンパクトにまとめる能力を示した人物と契約した。その人物とは電子技術者・電気技師のフィリップ・ホイランドだった。

ライフはホイランドの他に2名を加えて、臨床医と医師向けに機械を製造・供給するビーム・レイ・コーポレーションを設立した。すると、まもなくして米国医師会（AMA）会長で悪名高きモーリス・フィッシュバイン（1889―1976）がやってきた。1934年までに米国医師会を牛耳《ぎゅうじ》るようになっていたフィッシュバインは、診療経験のない医師であり、『フレクスナー報告書』に基づき、ホメオパシー、オステオパシー、カイロプラクティック、ラジオニクスなどの民間療法撲滅に尽力した人物である。

最初、フィッシュバインは弁護士を介してライフに接触し、彼の研究所と彼の開発した機械の権利すべての買い取りを申し出た。だが、お金に関心のなかったライフは即座にそれを断った。

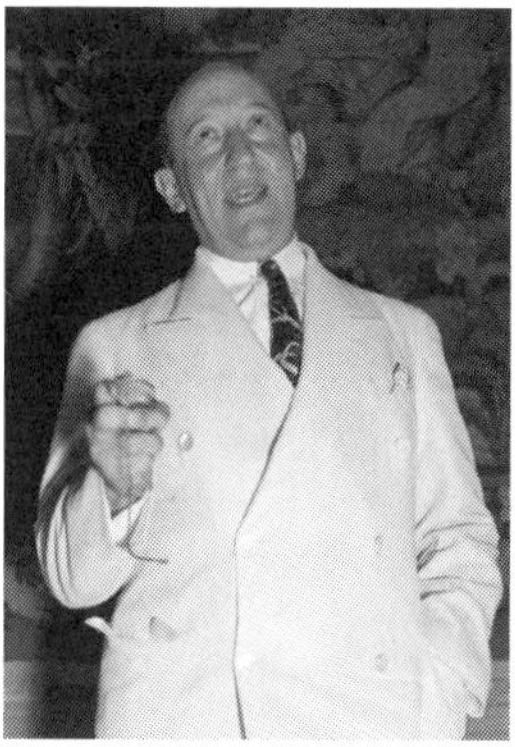
モーリス・フィッシュバイン

ライフの技術が普及すれば、機材の購入に必要な初期費用以外は、電気代程度でガンを含めた様々な感染症の治療が可能となる。身体に負担を与える外科療法（手術）や放射線療法、様々な感染症向けの医薬品（そして、のちの化学療法）も不要となる。製薬会社は、特許を取得した医薬品の大量販売を収入の柱とすると言えるが、ライフの技術の場合、製薬会社が関与して特許料を得るような道は全く存在しなかった。つまり、医師、看護師、薬剤師、医薬品、医療機器などの必要性は最小限に留まる方向に向かい、拡大を続ける医療産業に歯止めがかかることが見込まれる。一般市民からすれば、簡単に病気が治ることは大いに歓迎すべきことだろうが、業界からすれば、まさに逆で、死活問題となるのである。

フィッシュバインは他の民間療法と同様に、何とかしてライフの技術が普及するのを食い止めたかった。だが、ライフの場合、不幸にも結果が伴わずに死に至った少数派の患者家族を買収して、無免許による医療行為を行った廉で告発するという常套手段は使えない。裁判沙汰になれば、ライフは過去に行った実験すべての記録を写真入りで詳細に残しており、立ち会った医師や参加した患者らも証人となりうる。つまり、勝ち目はなかった。さらに、もし裁判沙汰になれば、ライフの発見が世間に知れ渡る可能性が高まり、むしろ逆効果になりうる。

そこで、フィッシュバインは、自分の代理人をビーム・レイ・コーポレーションに忍び込ませるか、同社の役員を買収して、取締役会からライフを除外し、会社を乗っ取る方法を模索した。実行したのは、1万ドルでホイランドを買収することだった（当時の1万ドルはかなりの大金だった）。そして、つまらない問題でホイランドにビーム・レイ・コーポレーションを訴えさせたのである。具体的には、ライフの技術を理解し、重要な立場にあったにもかかわらず、自分には正当な報酬（株式）が与えられていないという不満をホイランドに持たせ、高額な弁護士費用を与えて、ビーム・レイ・コーポレーションの取得を求めさせたのである。組織内部でのトラブルとなれば、米国医師会がライフの技術普及を阻むという背後の目的やライフの技術の正当性が表面化することはない。

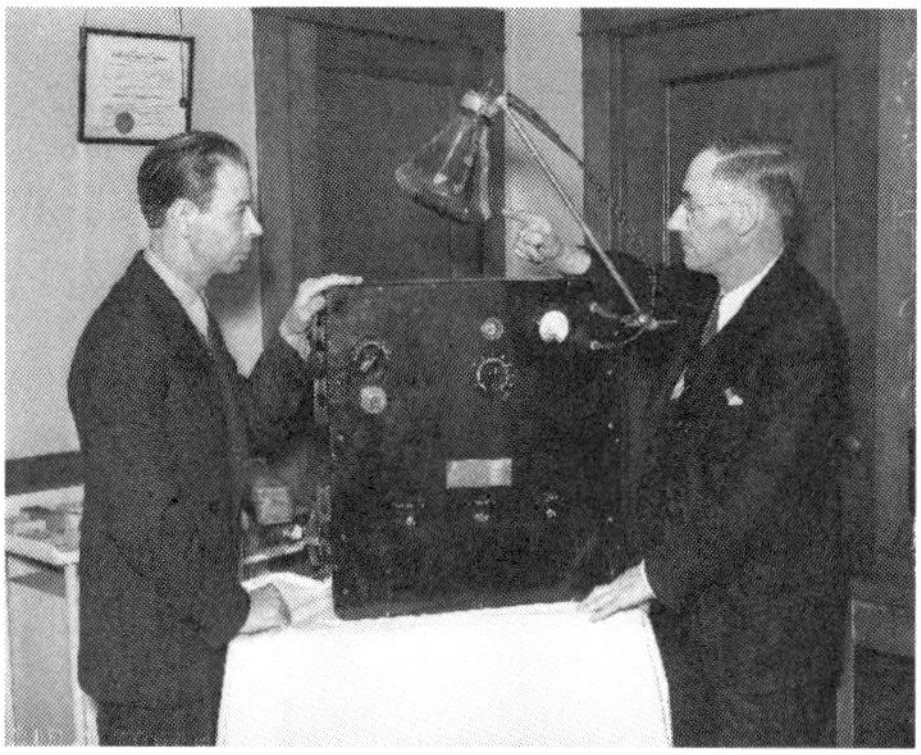
ロイヤル・レイモンド・ライフ（左）とフィリップ・ホイランド（右）

結局、ホイランドは敗訴したが、フィッシュバインにとっては望ましい効果が得られた。商業的な成功が難しい世界恐慌のさなか、ビーム・レイ・コーポレーションは大きな訴訟費用を負担することになり、倒産に追い込まれたのだった。

そして、ライフは同時にもう一つ大きなものを失った。ホイランドは極めて有能な技術者であり、実のところ、ライフが発見した様々な病原菌の致死周波数をそのまま発する装置は作っていなかったのである。ライフですら理解できていなかったのだが、ホイランドは致死周波数の高調波を利用していた。つまり、様々な病原菌の致死周波数を数倍から十数倍して、搬送波の3・8MHzや3・3MHz前後に揃えて、その近辺の周波帯を発することで様々な病原菌を一気に死滅させる方法を編み出し、レイ・マシーンに組み込んでいたのだった。そのため、ホイランドが去ったことで、そのノウハウまでもが失われてしまったのである。

ライフ博士と関わった人々に襲いかかる不幸の数々

ライフは常に控え目で慎重な物言いをした。1938年、ライフはサンディエゴの

『イブニング・トリビューン』紙の取材を受けて、次のように語っている。

「現時点では、私たちはガンや他の病気を『治癒させた』と主張することは望んでいません。周波数と呼ばれるこの波あるいは光線は、各々の病原菌に対して正確な波長あるいは周波数にチューニングすると、その病原菌の生命力を奪い、殺す力を持っています。これは、自由な状態にある病原菌に対しても、いくらかの例外を除いて、生きた組織内にいる病原菌に対しても当てはまります」

しかし、どのように言動や態度を示そうとも、ライフへの逆風は収まらなかった。そして、面倒な訴訟や仲間の裏切りを通じて、いつしかライフは自棄《やけ》になり、酒に浸るようになっていった。

だが、そんなライフを尻目に、フィッシュバインは決して手を緩めることはなく、ライフ包囲網を医師や同僚らにも広げていったのである。直接的な関与を証明する物的証拠は存在しないが、以下のようなことがあった。

1934年2月にライフの研究所を初めて訪問したカリフォルニア大学のフーパー医療研究財団の長カール・マイヤー博士は、ライフの顕微鏡で実際に濾過性細菌（癌ウィルス）を目撃して衝撃を受けた。その後も自ら標本を持ってライフの研究所に再訪し、多形現象を確認していたが、ある時から、ライフとの接触を断ち、沈黙するようになった。というのも、マイヤー博士は、リヴァーズ博士とフィッシュバイン博士とともに国立医療委員会に加わっていたのである。

ニュージャージー州のＪ・Ｃ・バーネットは、電気医療の調査研究を行う自身の研究所において、ライフの技術を研究・検証しては、たくさんの記録を保管していた。その彼が、妻と共にサンディエゴのライフの研究所を訪問していた際、研究所は放火され、全焼したのだった。

レイモンド・シーデル博士は、１９４４年の『スミソニアン・アニュアル・レポート（スミソニアン協会年報）』の記事において、ライフが高性能光学顕微鏡を開発して癌ウィルスの観察に成功しただけでなく、特定の致死周波数に曝すことで癌ウィルスが死滅するのをその顕微鏡で観察できることを紹介した。すると、まもなくシーデル博士は何者かに尾行されるようになり、自動車を運転中、フロントガラスを貫通する銃弾を受けたのだった。

このように、ライフと関わった人々に次々と不幸が襲いかかった。そして、１９３９年頃までにはライフとともに働いていたほとんどの人々は突然彼との関係を否定するようになり、その後は、さらにエスカレートしていった感がある。

強力な法的規制と支持者たちの不可解な死など執拗な攻撃が続く

フィッシュバインはさらに強硬的な手段に出たのである。彼は医師がライフの技術を使うことを禁じ、機械を押収するために策謀的に権力を利用したのだ。従わなかった医師からは医師免許が剝奪された。これにより、ライフの技術がアメリカから消えただけでなく、類似した代替療法も消えていったのである。

だが、国家的な圧力にもかかわらず、カリフォルニア州の小さな医師コミュニティーにおいては例外的にライフの技術の使用が継続された。というのも、常にライフの味方で、政治的に力を持っていたミルバンク・ジョンソン博士が盾になってくれていたからである。だが、１９４４年、不幸にもジョンソン博士は他界し、以後、米国医師会は思い通りの道を突き進めるようになった。

その時を待っていたかのように、ジョンソン博士が生前に南カリフォルニア大学で保管していた臨床試験に関するたくさんの書類が不可解にも跡形もなく消えてしまったのである。後日行われた捜査では、ジョンソン博士はライフの成功を公表するまさに直前に毒殺された可能性があるということだった。

そして、K培地を提供し、先頭に立って多形現象を支持してきた、ライフのもう一人の強力な支持者アーサー・ケンドル博士は、当局からの執拗な圧力に屈して、20万ドルという大金を摑まされて降伏した。メキシコに行って、優雅な余生を過ごそうと農場を買ったが、現地の人々に追い出され、最終的にはサンディエゴのラホヤで娘婿の世話になって暮らした。

米国医師会の意向を無視してレイ・マシーンを治療に使い続けていたサンディエゴの医師ジェームズ・クーシュ博士は、米国医師会から除籍処分となった。パラダイス・ヴァレー・サニタリウムのリチャード・ハマー博士はレイ・マシーンを返却した。モントリオールの著名なガン研究者O・キャメロン・グルーナー博士は、ライフの顕微鏡とK培地を使って真菌形態のガン菌の分離・培養に成功した医師だったが、最終的に彼もレイ・マシーンの使用を止めた。

このような一連の不幸な出来事はライフの研究所にも及んでいた。1944年のジョンソン博士の不審死の後、ライフは失われたデータを再現しようともがいていた（当時はコピー機もコンピューターも存在しなかった）。そんな時、『スミソニアン・アニュアル・レポート（スミソニアン協会年報）』が発刊されたのだが、その直後、何者かが研究所に侵入し、高価な石英プリズムを奪い去ったのである。以後、ライフの最高傑作、すなわち、5682個のパーツで組み立てられたユニバーサル顕微鏡は再び機能することはなかった。

苦難・挫折にもめげず支援者と進めた周波数治療器の改良開発

しかし、そんな中にあっても、ライフは自分のレイ・ビーム装置を正しく使用してもらうべく、技術を含め、その製造と供給に対して新たな試みを行った。1950年に出会って以来、自分に仕事を継続するよう励まし続けてきたエンジニアのジョン・クレーンをライフはパートナーに選んだのだった。そして、彼らはこれまでよりも簡単に使用できる、さらに優れた設計に改良する方法を探った。

この段階において、ライフにはわずかな希望が見えてきた。1953年のフィッツジェラルド報告書によって米国医師会によるスキャンダルが暴かれ、1954年にフィッシュバインは退職を強いられたのだった。

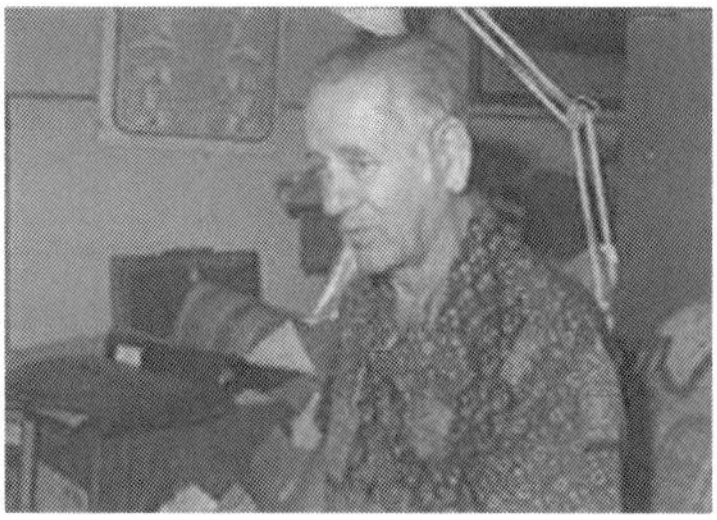

ジョン・クレーン

そこで、同年クレーンはライフの仕事を正式に認めてもらおうと診断・治療装置に関してアメリカ国立ガン研究所（National Cancer Institute）や他の政府機関と連絡を取り始めた。そして、同年、全米研究評議会（National Research Council）のガン診断療法委員会はライフの発見を評価することとなった。ところが、彼らは、ライフだけでなく、実際に治癒を目撃した研究仲間であるグルーナー博士やクーシュ博士らと連絡を取ることもなく、それを機能しえないと結論付けたのだった。

クレーンはあきらめずに新たな周波数治療器の開発に取り組んだ。というのも、1950年代になると、レイ・マシーンに不可欠な光源、すなわち、1930年代には流通していたX線管が入手困難となり、それなしには治療に効果を上げられなくなることが見えてきたのである。それまでのX線管はとても強力だったが、その後のものでは不十分だった。また、クレーンにはホイランドが独自に編み出した手法を解明できなかったが、ライフから助言を得ながら試行錯誤を続けた。そして、協力してくれる医師を探した。見つけたのは、オハイオ州デイトンの医師ロバート・スタフォード博士だった。スタフォード博士に連絡を取ってみると、幸いライフの発見に興味を抱き、協力を約束してくれた。そして、クレーンは何とか新しい装置を完成させ、スタフォード博士がそれをガン患者に使ってみたところ、結果は上々であった。1958年にクレーンが完成させた周波数治療器は小型で、治療の際に身体に付けて使用するものだった。その後さらに大幅な改良が加えられ、1960年、強力な装置が完成した。これはホイランドの助力なしの快挙だった。

米国医師会、米国食品医薬品局等の圧力・妨害活動により万事休す

クレーンは医学界でライフの技術が正式に認められることを望み、粘り強い努力を続けた。そして1958年、カリフォルニア州公衆衛生部で聴聞が行われると、周波数治療器はパロアルト検出試験場（Palo Alto Detection Lab）、カルブフェルド研究所、UCLA医学研究所、そしてサンディエゴ試験研究所で検査が実施された。結果は、すべての機関において「安全に使用できる」というものだった。ところが、公衆衛生部長マルコム・メリル博士の下、米国医師会（AMA）はそれを「安全ではない」と宣言し、その販売を禁じたのである。ライフの治療器の検査はまったく実施されずに、電気治療は不可能であるという結論が官僚的に下されたのだった。

ライフ包囲網が緩むことはなかった。フィッシュバインがいなくとも、米国食品医薬品局（FDA）は妨害活動を引き継ぎ、ライフとクレーンの最新の装置を押収したのである。

オハイオ州のスタフォード博士は医師をあきらめ、セールスマンになった。また、ソルトレークシティーの別の医師は自身のレイ・マシーンを破壊され、執拗な妨害行為に耐えきれず、自殺を図ったのだった。

１９５７年、このような一連の出来事に加え、妻のマミーを亡くし、ライフは失意の人となった。そして１９６１年、73歳でライフは米当局の手の及ばない聖域メキシコに逃れたのだった。

のちにジョン・クレーンは、ライフは偉大な研究者だったが、戦士には向いていなかったと述べている。確かに、ライフは控え目でシャイな男だったが、クレーンは聡明で勇敢な戦士だった。とはいえ、クレーンは常に直球で勝負し、融通の利かない不器用さも目立つ男だった。

ライフのメキシコ移住後も、クレーンは医療エスタブリッシュメントによる憲法上の権利の抑圧に抗議しながら、なおもライフの技術を世間に知らしめ

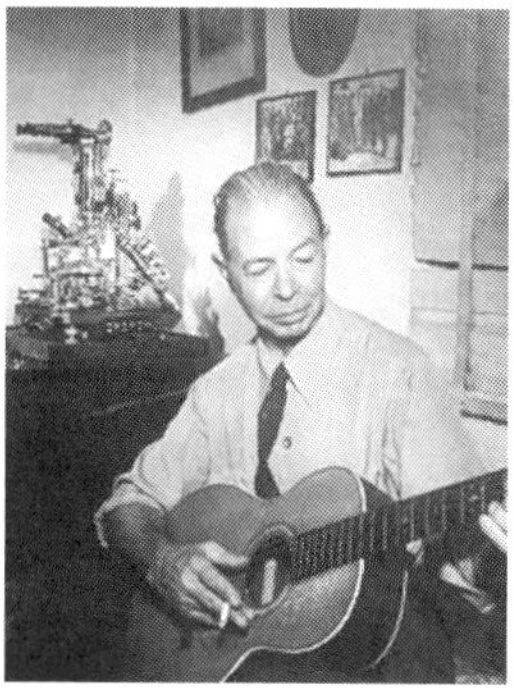

ギターを弾くライフ

ようと試みたのである。そして、米国医師会（ＡＭＡ）は医師免許無くして医療行為に関与した廉《かど》でクレーンを刑事告訴した。陪審員の選定においては、医学的な知識、特に代替医療に関する知識を持った者は完全に排除された一方、陪審長として米国医師会の医師が据えられた。

ライフはクレーンを助けるべくメキシコから供述書を提出したが、それはまったく認められなかった。クレーンは禁固刑10年の実刑判決を下された。ただ、控訴裁判においていて、クレーンに反対した３人のうち２人が態度を覆したため、最終的に３年１か月の禁固刑（実刑）に減刑された。

クレーンは釈放された後でさえ、地下で自分の活動を続け、１９６０年、レイ・マシーンの設計と使用に関して１０００ページを超える説明書を編集・作成し、それは１９９５年の彼の死後も残った。ジョン・クレーンの弛《たゆ》まぬ努力のお陰で、ライフのレイ・ビーム技術の概要は何とか生き残ったのである。

尚、ライフは自分の飲酒習慣にヴァリウム（精神安定剤）を加えた不健康な日々を過ごしていたが、自らレイ・マシーンにかかったが故か、１９７１年まで生きることができた。享年83だった。

第4章

奇才の科学者
ラコフスキーの多波動
発振器に医学界震撼！
患者に奇跡を起こす
電磁波照射治療法

ジョルジュ・ラコフスキーが注目した電磁放射線とは

ここで、ライフのアプローチとはいくらか異なるものの、人体の健康に影響をもたらす特定周波数帯域に注目して、治療器を開発した人物について紹介しておきたい。

今から90年近く前、ロシア出身の科学者ジョルジュ・ラコフスキーは極めて斬新な発想で生命の神秘に迫り、ガンを始めとした難病を治療する器械を開発した。彼の発見と発明が注目を集めるようになると、欧米ではいくつもの病院・診療所で彼の治療器が利用されるようになった。そして、数多くの患者が奇跡的に救われ、医学界に衝撃を与えた。だが、彼はいかさま医師の烙印を押され、例えばアメリカでは、彼の開発した器械による治療行為は禁止された。そして、1942年に彼が他界すると、まるで何もなかったかのように、世界的にも彼の存在、発見、治療器など、すべてが忘れ去られていったのだ。そのため、代替医療・代替科学に詳しい日本人の間でも、ライフ同様、ラコフスキーの生前の業績に関してはほとんど知られていないと言えるだろう。

だが、彼の鋭い洞察力と残した業績には、そう簡単に切り捨てられてはならない重要性が見られ、今なお我々が参考にすべき視点が散見されると筆者には思える。周波数治療とも接点がある。そこで、現代からの視点で、ラコフスキーの研究成果を捉え直してみることにする。

ラコフスキーは、様々な発見・発明を通して、病で苦しむ人々を救っていくのに先立ち、まず昆虫や鳥のような野生動物に注目した。野生動物の嗅覚は人間のそれよりもはるかに優れているものの、彼らは単純に風で運ばれる匂いの分子を検出しているだけではないことに彼は早くから気付いていた。つまり、ラコフスキーは、捕食対象が発する匂いだけでなく、電磁放射線を昆虫は触角、鳥は三半規管、他の陸上動物は尾によって探知して、風に影響されずに、時には数キロから数十キロという遠方から目的地や対象物を見つけ出せると考えたのだ（因みに、現在のところ、鳥の三半規管や動物の尾がアンテナの役割を果たすという証拠は見つかっていない）。

当時、単純に風によって運ばれてきた匂いの分子を昆虫や鳥は嗅覚を通じて感じ取ると考えられてきたため、匂いの伝達に電磁放射線が関わっていると考える研究者は皆無の状態だった。そもそも、生物が分泌するフェロモンは1959年になってようやく定義された言葉であり、その頃でも、具体的にどのように電磁波が関わっているのか、学者らを十分に納得させ得る解説は与えられていなかった。そのため、1920年代前半（ライフがミクロの世界に関心を持った時期）、ラコフスキーはほとんど参考となる研究資料に接することなく、主に昆虫や動物の習性を報告した記録から独自の視点を得た奇才だったと言える。

因みに、またしても歴史に埋没しつつある天才ではあるが、アメリカの昆虫学者フィリップ・S・キャラハン博士（1923―2017）は、昆虫は触角の表面に存在する感覚子（トゲ）を赤外線の受信アンテナとして利用していることを詳細に解明しただけでなく、これから紹介するラコフスキーの洞察をさらに進めて、地上のあらゆる生物は様々な帯域の電磁放射線を送信・受信し、さらには宇宙から降り注がれる電磁放射線にも共鳴している現実を具体的に示している。

だが、話を飛躍させないよう、本書ではラコフスキーの業績を振り返ってみたい。

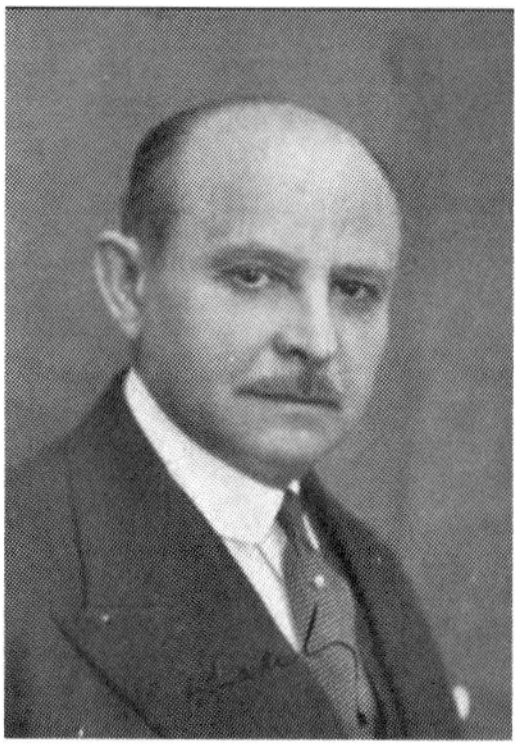
ジュルジュ・ラコフスキー

ラコフスキーが昆虫や鳥のような動物に注目して得た視点は、あらゆる動物は自ら何らかの電磁放射線（電磁波）を発しているというものだった。そして、ある一定の周波数の電磁波を一様に発している限り、その生物は健康であると考えたのだ。例えば、有害な細菌も独自の周波数で電磁波を発しており、それがヒトの体内で繁殖すると、ヒトが発する一様で固有の周波数の電磁放射が乱され、本来のそれとは異なる周波数の電磁波を発し始めてしまう。つまり、有害細菌の発する電磁放射の影響力が優位になると、ヒトは病気になるというのだ。

生体細胞は自己誘導と電気容量を備えた共振器で電気を生み出す

では、生物はいったいどこから電磁放射線を発しているのだろうか？　ラコフスキーは、食べ物の存在や危険の察知、そして何らかのコミュニケーションに利用しうる電磁放射線の受信に関しては、昆虫の触角や鳥の三半規管がその役目を果たすものの、基本的な電磁放射線の送信に関しては、その発信源が細胞内にあるのではないかと考え、その中でも核に注目した。核内では、不伝導性（誘電性）の染色体という管状繊維（糸状のDNAの束）が、ミネラルや塩を含む海水のような伝導性の液体に浸かっている。この構造は、電気容量（コンデンサ）と自己誘導（コイル）を備えた共振回路（同調回路）と比較しえることに気付いたのだ。

共振回路の代表的な存在であるLC回路は、特定の周波数の信号を生成したり、より複雑な信号から特定の周波数の信号だけを抽出するのに利用される重要なコンポーネントである。LC回路は、125ページの図1のようにコイル（L）とコンデンサ（C）が接続された閉鎖型の回路であるが、ラコフスキーによると、生体細胞においては、コンデンサの2枚の電極が開放されたものに相当するという（図2）。

コンデンサは、誘電体（不伝導性の物質）で分離された2枚の電極で構成され、電荷を蓄積・放出する役割を持った蓄電器であるが、細胞内でも、誘電体と伝導体（電解質）が層状に重なる構造が見られる。また、電極間が誘電体で分離されているため、

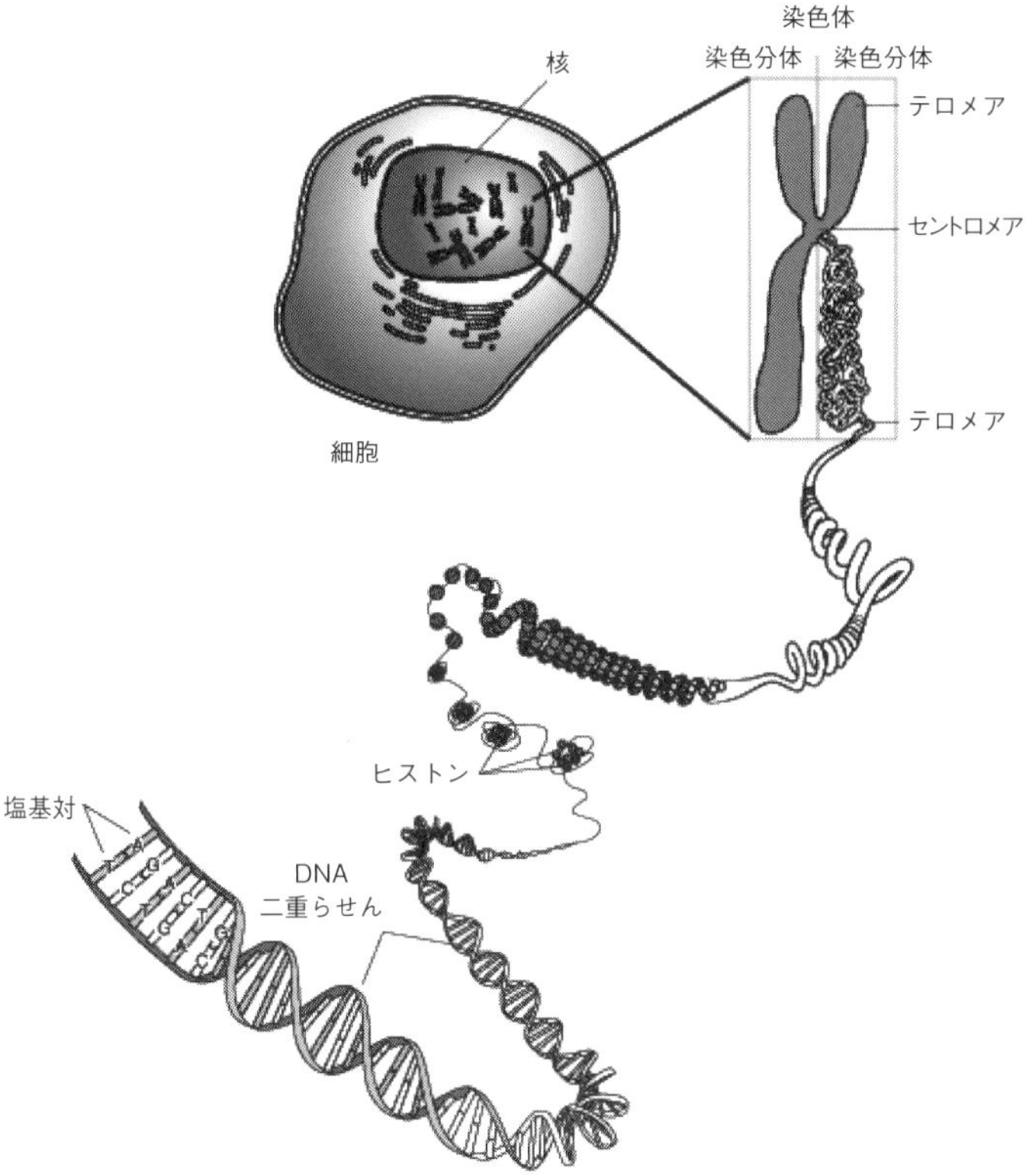
染色体
染色分体
染色分体
核
テロメア
セントロメア
テロメア
細胞
ヒストン
塩基対
DNA
二重らせん

DNA と細胞の構造

コンデンサに見られる「直流は通さずに交流を通す」という性質がある。図3は、図1のコイルを交流電源に置き換えたものとして見て頂きたい。

コンデンサに交流を与えると、交互に変化する電界が生まれる。次に、コンデンサの2枚の電極を互いに開いていくと、コンデンサの電極間で生じる電流変化が磁界を生み、その磁界の変化はさらに電界を生み、磁界と電界は鎖のように連なりながら広がっていく（図3⇓図4⇓図5）。実は、これが電磁波であり、生物が発する電磁放射（波動）の源泉なのだとラコフスキーは考えていたと思われる。というのも、生体細胞の場合、LC回路のような閉鎖型ではなく、コンデンサの2枚の電極は互いに開き、さらに交流電源を中心にして包み込む核膜のように外に向いている状態と考えられるからだ。

因みに、テレビ電波受送信用のダイポールアンテナは、コンデンサの電極2枚を開くと電磁波が放出される性質と、周波数の高い交流ほど良く通す性質を上手く利用したものである。

だが、ここでなぜコイルを交流電源に置き換えて説明できたのかという疑問が生じ

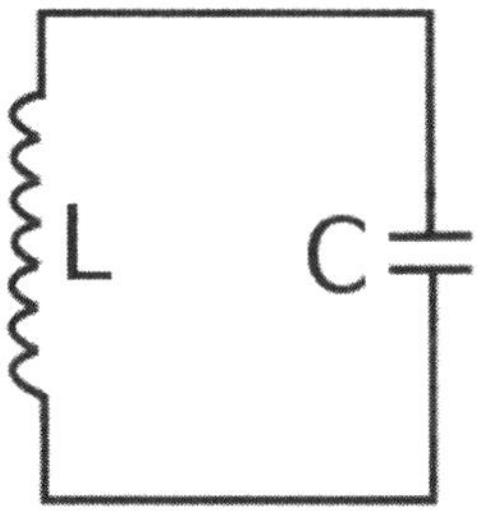

【図１】ＬＣ共振回路。Ｌがコイル、Ｃがコンデンサを示す

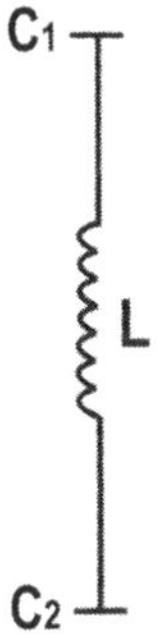

【図２】ＬＣ共振回路のコンデンサ（Ｃ）の２枚の電極が開かれた状態

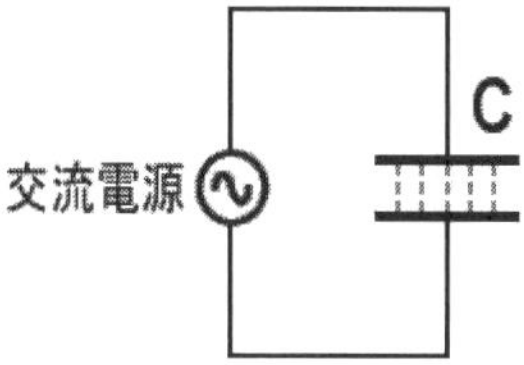

【図３】ＬＣ回路のコイルを交流電源に置き換えたもの

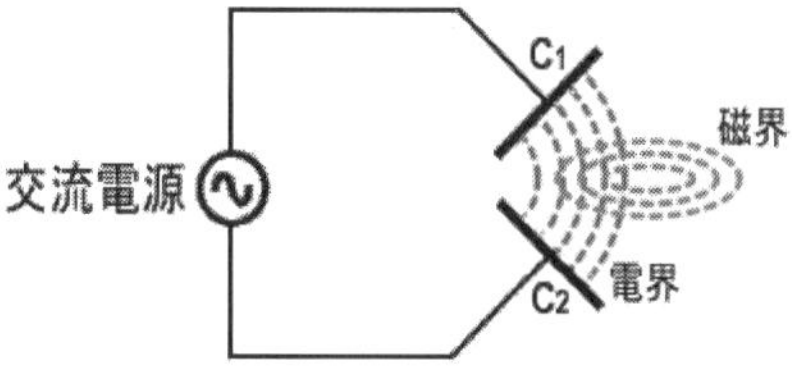

【図４】コンデンサの電極を開いていくと、電界が生まれ、さらに磁界を発生させる

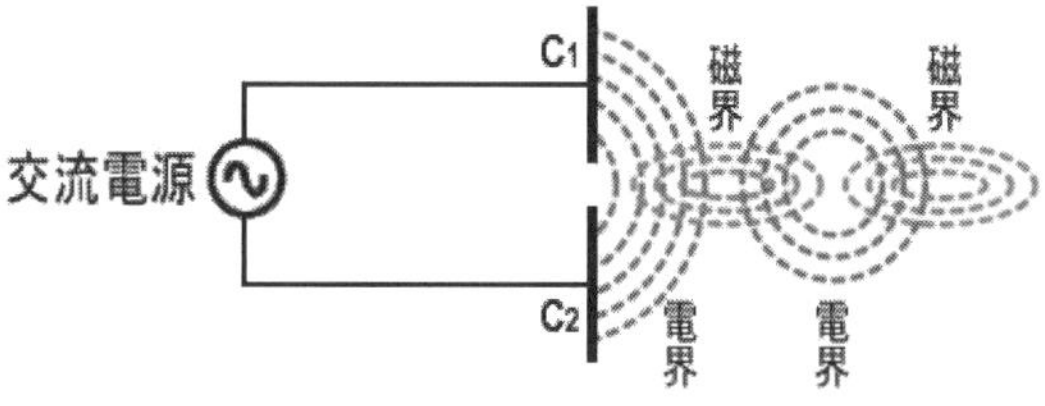

【図５】コンデンサの電極を180度に開くと、電波を飛ばすアンテナのように電磁波を発する

るだろう。もちろん、ＬＣ回路が共振を起こすためには、交流電源をコイルに戻し、その上で、電源や電波のような供給源が必要である。生物は、細胞間に電位差を発生させて電気を供給するとも言える存在だが、ここでは交流電源が必要であり、外部からの電磁放射によっても影響を受けることに注目する必要があるだろう。

我々は常に宇宙から様々な放射線を浴びている。その大半が太陽の発する幅広い帯域の電磁波であるが、太陽系内の惑星に太陽光が反射して地球に降り注ぐ光や、銀河・恒星が発する光も我々は浴びている。それらの放射線は、電磁波と呼ばれ、電気・磁気の性質を帯びた、様々な波長・周波数を持った波である。つまり、微弱な交流に比較しうるものである。

しかし、それも細胞というＬＣ回路にコイルが存在することが前提で、しかも、ある条件に見合う電磁波を受信することも求められる。

そこで、細胞内にもコイルが存在することを示さねばならない。先に触れたように、細胞の核内には染色体という管状繊維（糸状のＤＮＡの束）が存在し、コイルの役割を果たしていることにラコフスキーが注目した。今、「染色体」や「管状繊維」という言葉を使ったのは、１９２０年代当時、まだＤＮＡに関する詳細は明らかとなっていなかったためである。だが、ラコフスキーは管状（チューブ状）或いは棒状の繊維の中に糸状のＤＮＡが螺旋を描いて格納されていることは知っていた。そのため、ヒトのＤＮＡの正確な長さはわからなかったが、大まかな推測はできたものと思われ、治療器の開発に取り組むようになる。

ところで、多くのアンテナは棒状で、波長と同等から数分の一程度の長さに合わせ、受信感度（利得）を高めるために、さらに向きや長さの微調整が行われる。また、テレビアンテナのように、アンテナ素材には主に金属導体が使用される傾向があるが、昆虫の触角のように、誘電体（不伝導性の素材）アンテナの方が有利な場合もある。特に生体細胞内にアンテナを設置した場合、それは安全性や耐久性の観点でも好ましい選択となる。

もちろん、ここでアンテナとして仮定しているのは、コイル状の二本鎖ＤＮＡである。ヒトのＤＮＡは、今日では46本で総長約2メートルに及ぶことが分かっている。ねじれた管状の染色体の中に折り畳んで格納されているため、様々な波長に対して影響を受けると思われるが、総長の2メートルを基準に逆算すると、長くて数メートル程度の超短波の電磁波にヒトは影響を受けやすい。いや、そのように設計されていると言えるのかもしれない。二本鎖DNAの螺旋構造はアンテナを兼ねたコイルとして機能し、共振を与えるような超短波（波長1〜10メートル）の放射線を浴びると、磁束が変化し、誘導起電力が発生する。これが交流電源に相当するのだ。

したがって、細胞内の構造は、自己誘導（コイル）と電気容量（コンデンサ）を備えた共振回路に等しいとラコフスキーは判断し、生体細胞が宇宙からの超短波に共振し、電気を発生させ、様々な波長の電磁放射線を発するプロセスを繰り返すと考えたのだと思われる。

因みに、人体が受信・共振する周波数ではなく、人体が発する周波数は組織、器官、部位等によって実に様々である。例えば、脳波はデルタ波の1—3Hzから、シグマ波の512—1024Hzまでに及び、波長に換算すれば、30万㎞から300㎞程度である。そのため、人体を構成する物質のどの部分に注目するか次第でアプローチ法は変わると思われるが、ラコフスキーはDNAが共振を起こし得るメートル波長に特に注目したと言える。

地質・土壌環境がガンや病気を引き起こす原因になる⁉

ラコフスキーは、自らの発見をガン治療に役立てるべく研究に勤しんでいたが、ある時、ガン発生率が地域によって異なることに気付いた。ある地域ではガンの発生が多い一方で、ガン患者がほとんど現れない地域も存在したのだ。彼は、宇宙から降り注ぐ宇宙線が良くも悪くも地上の生物に対して多大な影響を及ぼしているのではないかと考えた。そして、宇宙線の影響は土壌（地質）に左右されることに気付いたのだ。

ガン発生率の高い土地を調べてみると、地質年代の新しい、鉱物が多く含まれる粘土質の土壌が多かったのに対して、地質年代の古い石灰岩や砂岩の多い土地では、ガンの発生率が低かった。大地は様々な種類の土砂が層状に堆積して形成されているため、詳細を把握するにはボーリング調査が必要だが、少なくとも大地の表層部の土壌に高い伝導性が認められると、そこで暮らす人々は、相対的にガンになりやすいということに気付いたのだ。

この根拠は、天空からの宇宙線が伝導性の低い土壌に降り注げば、その土壌が宇宙線のほとんどを吸収するのに対して、伝導性の高い土壌に降り注ぐと、宇宙線は土壌で反射・散乱し、地上の我々は過剰に宇宙線を浴びてしまうというものだった（図6）。

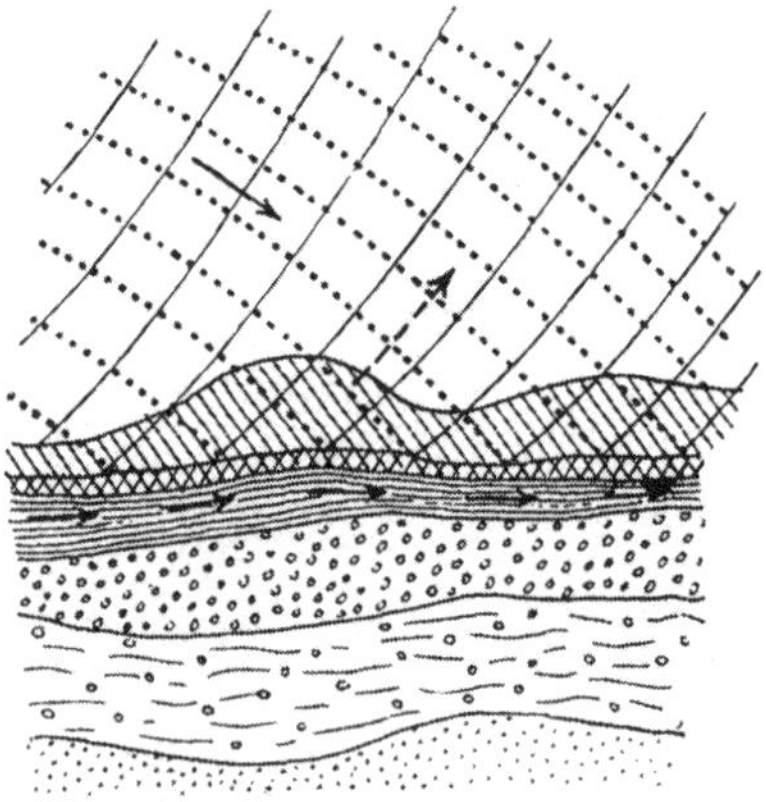
【図6】地表部において土壌の伝導性が高い場合、降り注ぐ宇宙線はそこで反射・散乱して、地上の生物は過剰に宇宙線を浴びることになるとラコフスキーは主張する

そのため、ラコフスキーは、過剰に放射線を浴びることを防ぐと同時に、生体の健康にプラスに寄与すると思われる放射線を受信できるような装置の開発に取り組むことになった。まず、彼はガンを注入したゼラニウム（園芸植物）を用意して、自らの発見を証明するような共振装置を用いてその植物を治療してみることにした。そこで、最初に開発した共振器は、直径30センチの銅線を円環状にしたものだ（次ページの写真参照）。これにより、円周に対応し

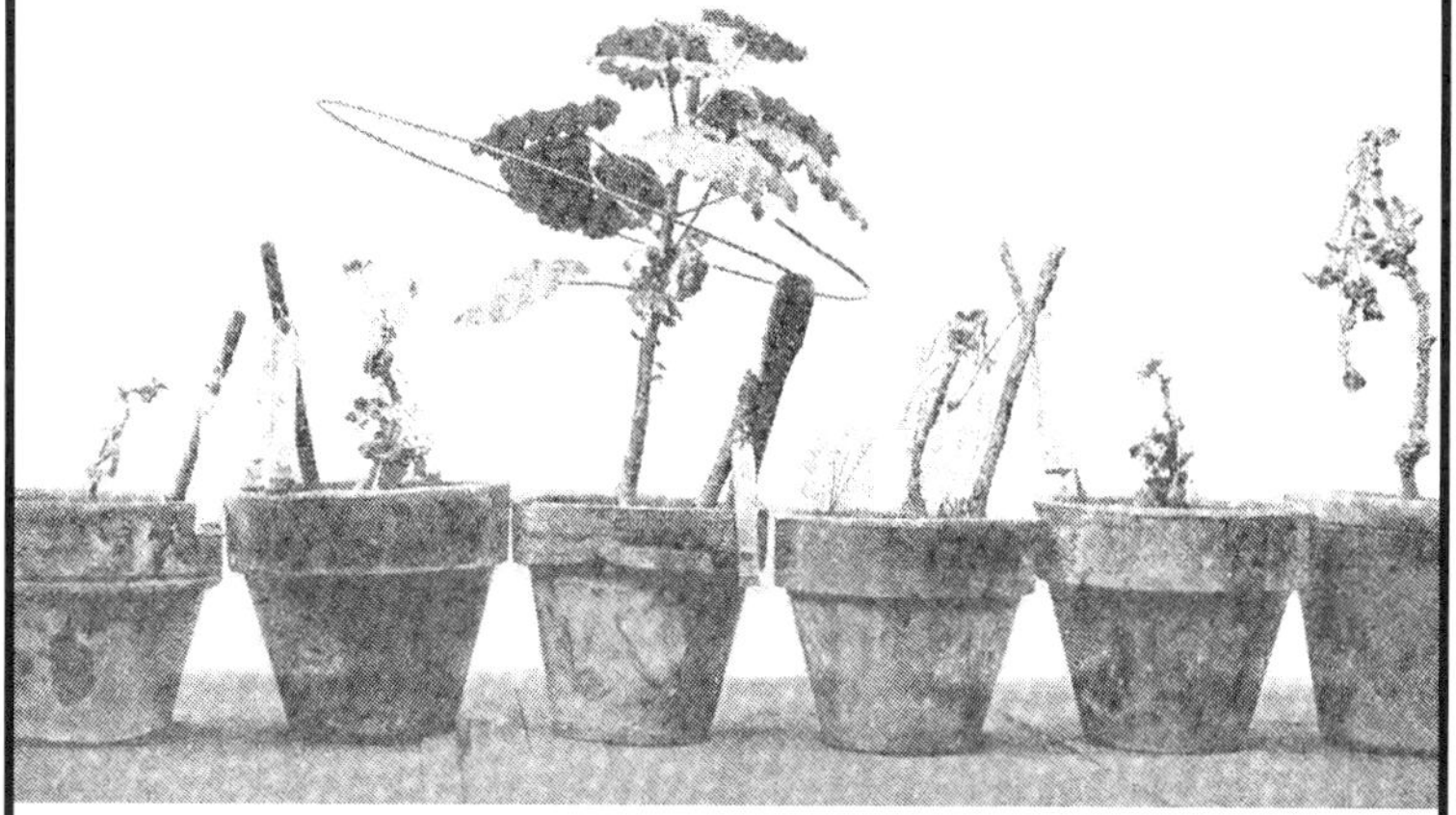

ガンを注入して２か月後のゼラニウム。直径30センチの銅線で円環状に囲んだ共振回路を施されたゼラニウム以外は、腫瘍が拡大して枯れている

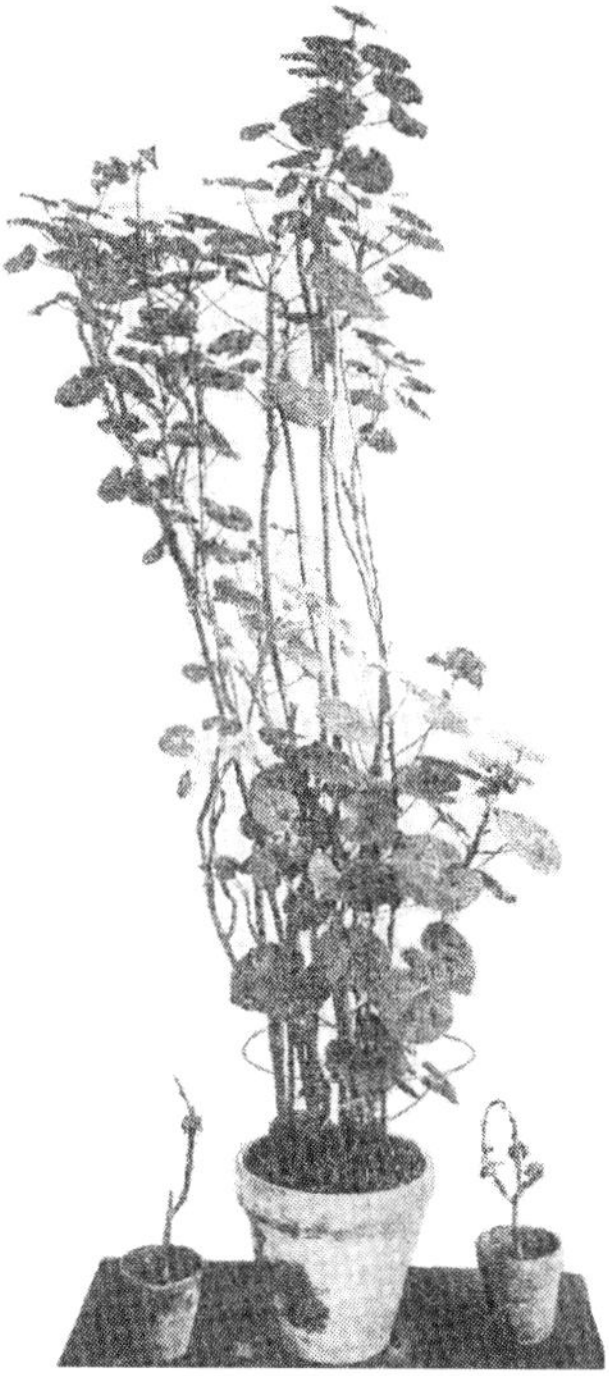

共振回路を施されたゼラニウムは、３年後には巨大に生長し、対象群との差は歴然となった

た波長の電磁放射線を受信し、それによって植物と重なるように磁界が発生し、宇宙から注がれる宇宙線を過剰に浴びることを防ぐことになるというのだ。

確かに、直径30センチの円周は約1メートルであり、その整数倍の波長を受信しやすいと言えそうだ。ラコフスキーは、植物細胞の核内を観察したのかどうかは不明だが、ヒトにとって有効と思われる放射線は波長数メートルの帯域と睨んでいたため、このサイズの装置は適当なものと言えた。

そして、実際に得られた結果は、非常に興味深いものであった。写真のように、この装置を取り付けたゼラニウムはガンを克服して、元気に生長したのに対し、他のゼラニウムはすぐに枯れていったのである。この実験に成功したラコフスキーは、人間に対しても有効な装置の開発に取り組むことになる。

生物はそれぞれ固有の周波数・波長の電磁放射線を発している

ところで、人間が生きていけるのは、人体に電気が通るからだと言える。様々な経路があるが、人体を構成する無数の細胞間に電位差が生じることでも信号が送られる。そう考えれば、細胞間に電位差が生じて、電気が流れる際には、隣り合う細胞の状態がかすかに異なっている。だが、ＤＮＡの構成や長さはどの細胞においても共通なため、ＤＮＡに対して特定の波長の電磁放射を与えれば何らかの治療効果が広範囲に得られる可能性はある。

近年では、健康なヒトが人体の各部分で発する周波数が具体的に計測されるようになっている。異常が見られる際は、その部分の周波数が高く現れがちであるが、それに対応する周波数特性をもった薬を与えることで、正常な周波数に戻る傾向が見られる。その薬が、抗生剤であろうと、漢方薬であろうと、何でも構わないのだが、周波数の点で対応していれば、効果は比較的即効性をもって表れると言われている。

ラコフスキーもそのようなことを認識していたのか、当初は主に波長2～10メートル程度の電磁波を治療に利用したが、晩年に開発した多波動発振器（マルチ・ウェーブ・オシレーター）においては、波長10センチから４００メートル、周波数にして75万から30億Hzに対応し、考えうるすべての細胞、器官、神経、組織が、独自の周波数を見つけ出せるようにしたと述べている。因みに、この装置の開発にニコラ・テスラが協力したと言われている。

この多波動発振器は、基本的に、ゼラニウムで利用した直径30センチの銅線の輪を発展させたものである。つまり、さらに径の大きな銅製の円環から極小サイズのものまで揃えたものである。そして、本章の冒頭で触れたように、欧米の病院や診療所で目覚しい治療効果を示したのだ。これは、ライフが開発したレイ・マシーンとは異なり、特定周波数をターゲットにするのではなく、DNAレベルに作用する幅広い周波帯を対象として、共振による刺激でほぐすようなヒーリング効果を促し、代謝や免疫系の強化を狙ったものと推測される。そのためか、X線（波長10nm—1pm程度）を代表とした短波による放射線治療と異なり、この多波動発振器による治療においては、副作用が報告される

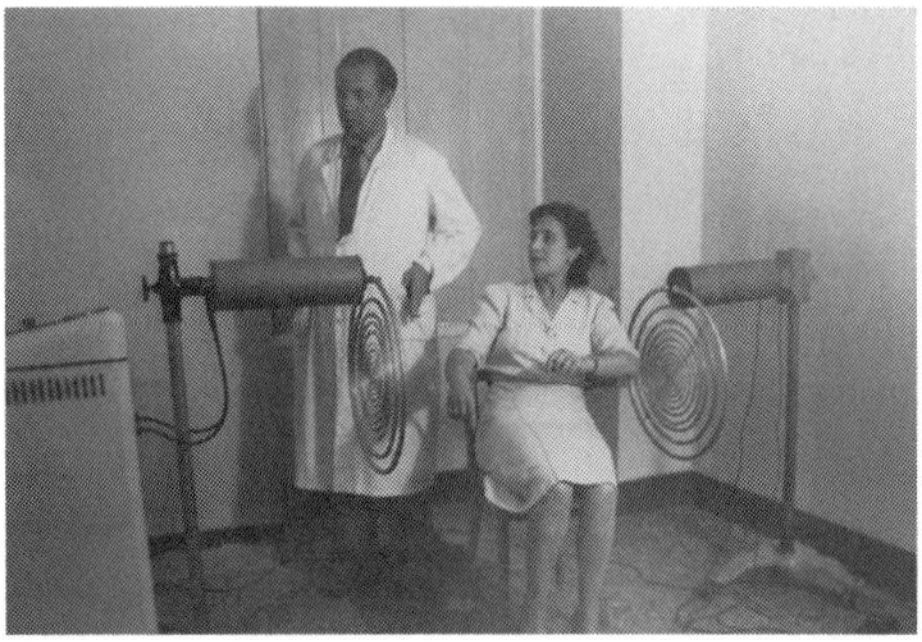

幅広い波長に対応した多波動発振器（マルチ・ウェーブ・オシレーター）

ことはなかった。

これには、のちに触れるが、スカラー電磁場におけるヒーリング効果も関与している可能性があるが、電磁放射の波長が長すぎず、短すぎない（周波数が低すぎず、高すぎない）レベルもポイントになっていたのかもしれない。

ここで、今一度ＬＣ共振回路の特性を有する細胞を見直すことになる。というのも、コンデンサは高い周波数の交流は通しやすいものの直流は通しにくいのに対して、コイルは直流や低い周波数の交流はスムーズに通すものの高い周波数は通しにくい。この性質によりＬＣ回路は特定の周波数の電磁波を選択的に受信・送信できる特徴を有するのだ。

このように、生物の細胞に極めて合理的なメカニズムが存在することは実に興味深いことであるが、自然界を観察すると、例えば、地表と電離層との間にも生体細胞と同様にＬＣ回路と類似したメカニズムが見られる。上空ではコンデンサのように雲による蓄電と雷による放電が繰り返され、太陽風が電離層というコイル兼アンテナに振動を与えてシューマン共振が生じるとも捉えられるのだ。

自然界には神秘的かつ合理的な法則が埋もれており、それらが数式に置き換えられるケースが多々存在するのは興味深いことである。

健康長寿の鍵は「地質・土壌」ではなく「地産地消」にあり

ところで、先に地質によってガンが発生しやすい点に触れたが、この傾向はすべての場所や人々に当てはまるわけではない。実は、伝導性の高い地質であるにもかかわらず、長寿の村が存在するからである。ラコフスキーは、伝導性の高い土壌でガンは発生しやすいという傾向に例外が生まれる理由を探っている。その結果、条件の悪い土地で暮らしていながらも、長寿の人々は、その土地で取れる水や食べ物を飲食していたという点に気付くことになった。

その土地で取れる水とは、遠方から運ばれる水道ではなく、近隣の小川や地下水から飲料水を得ていることを意味する。また、その土地で取れる食べ物とは、近隣で育てられる野菜や、近隣に棲息する動物の肉を意味する。なぜこのことが重要なのか？

水は、雨となって大地を湿らせ、その土地の土壌を伝わり、地下水層に貯まるか、川となって流れていく。そのため、近隣で汲む水は、その土地の土壌と同様の成分構成でミネラル分を含む。また、野菜も、その土地の土壌に含まれる栄養素を内部に取り込んで生長したもので、同様のミネラル分が含まれる。

あらゆる生物は電磁放射線を発しているとラコフスキーは考えたわけだが、その土地で育つ植物や動物、そしてそれらを食す人間も電磁放射線を発している。例えば、同じ種類の植物でも、育つ場所（地質的・地理的条件）が異なれば、浴びる宇宙線の量や質も異なり、自ずと発する電磁放射線の特性も異なってくる。そもそも生物は、自らが暮らす環境（土壌）に適応せざるを得ないと同時に、自《おの》ずとそのようになるものである。あらゆる生物が様々な波長の電磁放射線を発しているとは言え、共通の環境（土壌）に根ざしたものは、類似した電気特性を有している可能性があるのだ。

そのため、先に、伝導性の高い土壌では宇宙線が地表部で反射・散乱して、地上の動物は過剰に放射線を浴びることが、ガン発生率の高さに繋がると述べたが、この法則が水や食べ物にも適用されるようなのだ。

つまり、土壌、水、食べ物のすべてが互いに近い電気特性・放射線特性を有していれば、宇宙線の反射・散乱は一様になり、アンバランスに浴びてしまう可能性は減ると同時に、大地との距離が縮まる（人体のアース効率が高まり、環境との調和度が高まる）。そのために、地産地消を実践する野生動物は、不利な土地で宇宙線を過剰に浴びても健康でいられるということに繋がるのである。

日頃、我々は外国産の食品をあまりにも多く摂取している。肉やフルーツ、パンや麺類の原料である小麦、味噌や納豆の原料である大豆、さらに、近年では水ですら外国産のミネラルウォーターを飲んでいる。それらはその土地とかけ離れた電気特性・放射線特性を有し、バラバラな電磁放射線を発している。もしラコフスキーが今でも生きていれば、遠方からの飲食物によって体内の電気・放射線特性と波動が乱されることが、様々な現代病を生み出す一因となっていているのだと主張することだろう。

最近では、「食の安全」や「地産地消」という言葉が良く使われるようになってきた。だが、その重要性の背後には、多くの人々が知らなかった、深遠で科学的な根拠が存在したのだと言えるのかもしれない。

【特別コラム】日本国内の自然放射線による病気や寿命の影響は？

ラコフスキーは暮らす土地の地質によってガンの発生率や寿命が左右されることを発見した。それは、自然放射線量と地産地消の食生活と関係していたが、前者について、日本国内のケースで考えてみたい。

今日では、ヒトが自然放射線を浴びる量がその土地によって異なることが分かっている。世界での年間線量の平均は2・4ミリシーベルト（日本では1・5ミリシーベルト）で、そのうち宇宙線からは0・39ミリシーベルト（16％）、大地からは0・48ミリシーベルト（20％）、あとはラドンなどの呼吸で1・26ミリシーベルト（52・5％）、カリウムなど食物から0・29ミリシーベルト（12％）である。例えば、呼吸と食物からの被曝量を除くと、関東ローム層の地域では、年間0・99ミリシーベルト以下で、神奈川県では最も低い0・81ミリシーベルトである。それに対して、マグマが冷えて固まった花崗岩が多い地域は、放射線量が高くなり、関西では比較的高い。最大は岐阜県で、年間1・19ミリシーベルトである。他に考慮すべき要素があまりにも多いものの、あえてこれを都道府県別のガンによる死亡率と照らし合わせてみると、自然放射線量が高く、かつガン死亡率も高い県は高知と福岡、自然放射線量が低く、ガン死亡率も低いのは、山形、静岡、山梨、徳島、熊本で、岐阜と神奈川はやや当たっているというところである。

だが、関東ローム層は鉄サビの混じった赤土で、軟弱ではないが、砂、シルト、粘土などで構成される。関西を中心とした花崗岩の多い地域には、マグマ由来のケイ素、アルミニウム、鉄、マグネシウム、カルシウム、ナトリウム、カリウム、リン、マンガンなど、様々なミネラルが含まれていると言える。そのため、ラコフスキーの分類における粘土質かどうかという点においては、一致しないかもしれないが、関東ローム層の地域においては、関西の火成岩質の地域よりも宇宙からの放射線を吸収している可能性がある。

とはいえ、現在では、その土地で一生を過ごす人々が減っている。地面がコンクリートやアスファルトで固められるようになった。さらに、その土地に根付いた伝統的な食事を守る人々はきわめて稀となった。都会を中心に、生活習慣も乱れるようになっている。そのため、残念ながら、もはやラコフスキーの考察を検証できる条件は得られなくなり、検証不能と言わざるを得ない。

第5章

現代の周波数施術機器「ライフ・マシーン」ライフ博士「レイ・マシーン」との比較検証を試みる

錯綜するユニバーサル顕微鏡の情報とその後の行方

ライフやライフと仕事をしていた人々に次々と不幸な出来事が襲ったのは事実だったが、いつしかそれは誇張され、事実に反する情報が特にインターネット上で広まるようになった。そのため、筆者はできるだけ信憑《しんぴょう》性が高いと思われる情報を参考にして、世に出回る情報を精査したつもりではある。だが、既に述べたように、ジョンズ・ホプキンス大学に入学した１９０５年前後から十数年間のライフの行動に関しても不明な部分が多く、本書ですべてを正確に伝えられているのかと問われれば、自信がないのが現実であり、その点、ご理解頂けたら幸いである。

ここでは1点、ユニバーサル顕微鏡に関して正しい情報を記しておきたい。これまでユニバーサル顕微鏡は、ほとんどの媒体を通じて、米国医師会（ＡＭＡ）、ＦＤＡ、あるいは警察等によって押収されるか、盗難に遭い、行方不明になったと伝えられてきた。だが、現実はそうではない。

ライフの晩年のパートナーだったジョン・クレーンがずっとユニバーサル顕微鏡を所有していたのである。何者かに破壊されたのかどうかは不明だが、石英プリズム等のパーツがなくなり、もはや機能しなくなったユニバーサル顕微鏡をクレーンは持っていた。

後年、ユニバーサル顕微鏡に関心を持ったスティーブン・A・ロス博士は、クレーンとコンタクトを取り、何度か会話を交わす中、信頼を得て、最終的に2年間ユニバーサル顕微鏡を借り受ける契約を交わした。その内容は、返却時にユニバーサル顕微鏡が修理されていたら、その所有権50%をロス博士に与えるというものだった。同時に、ライフを支持した多くの医師が残した資料だけでなく、ライフ自身が記したメモ等もクレーンから譲渡された。その資料は大変貴重なもので、現在でもロス博士が所有している。

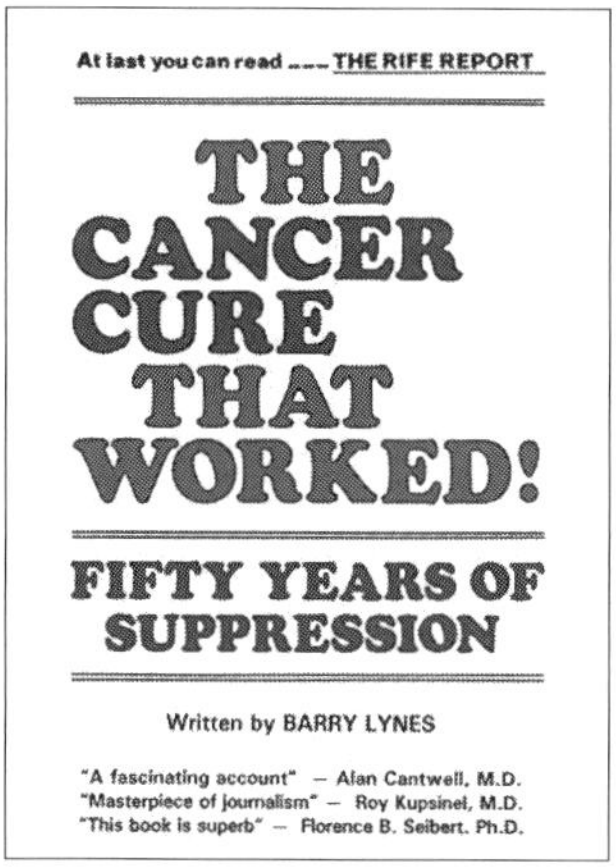

バリー・ラインズ著『The Cancer Cure That Worked!（効いたガン治療）』

さて、ユニバーサル顕微鏡を預かって2年後、ロス博士の前にバリー・ラインズが現れた。ラインズはライフの生涯を描いたベストセラー『The Cancer Cure That Worked!（効いたガン治療）』の著者であり、どうしてもユニバーサル顕微鏡を手に入れたかったのである。そして、ラインズはジョン・クレーンとの契約があると主張し、ユニバーサル顕微鏡を半ば強引に奪い去ったのだった（その時、クレーンは存命だったのか不明だが、2年間の契約が切れたロス博士にはどうすることもできなかった）。

その後もラインズはユニバーサル顕微鏡を所有し続け、分解・修理を試みたが、専門知識がなく、まったく手に負えなかった。ラインズは数年前に死去し、現在では、ラインズの知人であり、ロス博士の知人でもある人物が安全にユニバーサル顕微鏡を保管している。但し、石英プリズム等のパーツを欠いており、顕微鏡として機能しないままで、ロス博士が借り受けていた時よりも状態が悪化している可能性があるということだった。

現代のライフ・マシーンは当時のレイ・マシーンとは別物

生前にライフが製造した光学顕微鏡は全部で５台あった。倍率３万１千倍のユニバーサル顕微鏡が１台と、倍率１万７千倍の光学顕微鏡が４台である。現存が確認されているのは、ユニバーサル顕微鏡１台と他の光学顕微鏡１台であり、残りの３台は盗難に遭ったか、押収されたか、紛失したか、不明である。現存する顕微鏡は２台ともに、パーツが紛失し、再調整も必要なことから、使用不能な状態にある。

また、レイ・マシーンに関しては、ビーム・レイ・コーポレーションによって全14台が製造された。その内訳は、イギリスに送られたのが２台、ハマー博士に１台、アーサー・イェール博士に１台、アリゾナ州の医師二人に２台、そして、南カリフォルニア大学の医師らに８台である。14台のレイ・マシーンの行方とその動作状況は不明とされてきた。また、後期にクレーンが開発したレイ・マシーンも１９６０年までに90台製造されたが、押収された可能性が高く、やはりその行方は不明とされてきた。

だが2008年、ついに壊れたレイ・マシーンが発見された。そして、修理が施され、どのような周波数信号が発せられていたのかが次第に見えてきたのである。ただ、その特定周波数の光が実際にどのように人体内に伝わり、ガン菌を含めた微小な微生物を死滅に導くのか、詳細に確認・検証するまでには至っていないようである。

ライフが残したノートの一部はロス博士が所有しており、それには様々な病原菌に有効な周波数が60近く記されているという。それらの約3分の1は、現在普及している周波数施術機（ライフ・マシーン）のデータベースに収録されているが、既に記したように、かつてライフが使用していたレイ・マシーンの光学的な効果がどのようなものだったのか、謎のままである。そのため、現代の周波数施術機はかつてのレイ・マシーンとは別物である。筆者が使用している周波数施術機の周波数データベースには、オリジナルの17の周波数に加え、約6万5千の周波数群が収録されている。それら膨大な周波数群の情報源はライフではない。

実のところ、ライフが築き上げた技術を参考にして、水面下で様々な研究機関が具体的にどの周波数がどのような症状・病原菌等に効くのか、研究が進められてきたのである。同時に、かつてライフが使用していたレイ・マシーンの再現にも尽力されている。そのような努力が半世紀以上続けられ、ライフのレイ・マシーンには及ばないものの、今なお周波数データベースは増え続け、様々な周波数施術機が製造されてきているのである。

現在普及している周波数施術機器の特徴はどうなのか

現在普及している周波数施術機の多くが、電極パッドや電極棒を通じて、特定周波数の電磁波を身体に伝えるものである。選択する周波数、波形、電圧レベル等によってマッサージのように激しい刺激を与えるものもあれば、高周波でほとんど何も感じられないものもある。実際のところ、発する電気信号・電磁波の設定に特徴・独自性を持たせ、様々な名前を付けた療法が世界中に多数存在し、その分類は難しい。発する周波数の高低だけで、低周波治療器・高周波治療器と分類するのは不適切である。

また、医学的に認められていない施術機が、医療の現場で採用されている治療器よりもその効果において劣るとは限らない。

周波数施術機には周波数、波形、電圧など、自由に細かく設定可能な機種も存在し、治療の現場で採用されているような使い方はもちろん、電気信号を自由に設定して様々な使い方が可能である。だが、そのような施術機はほとんどの国で医学的に認められていないばかりか、むしろ効果がないとみなされ、消費者に注意喚起されることの方が多いのが現状である。

その基準は極めて曖昧だが、諸外国での例を見れば、多くのデータをきちんと積み重ねてきたのかどうか、そして、ガンのような難病を治せると謳《うた》っていないかどうかが分かれ道になることが多いようである。残念ながら、諸外国の周波数施術機（ライフ・マシーン）を見ると、かつてライフが作り上げたレイ・マシーンを引き合いに出して、ガンに効果があると思わせるものが多く、たとえ機械自体が有する潜在能力が高いとしても、医学的には認められないということになる。

周波数療法においては、病原菌を共鳴振動させうる特定周波数（固有振動数）をパルス波で発することで施術を行うことが多く、一定の効果が得られることが知られている。

例えば、カーネギーホールで指揮したことのある著名な作曲家で、スキッドモア大学の准教授アンソニー・ホーランド博士は、そんな理論が有効だと直感し、特定周波数でガン細胞を破壊する研究を始めた。ホーランド博士は顕微鏡を覗きながら、膵臓ガンの細胞の共振効果を検証したところ、単独の周波数信号ではガン細胞を破壊できるほど効果を出すことは難しいことが分かった。そこで、二つの周波数を同時に発する実験を繰り返してみた。結果、10万から30万Hzの間にある共振周波数と、その周波数を11倍した周波数を合わせて発することで、その破壊力が劇的に高まり、膵臓ガンの細胞を粉砕できることを発見したのだった。因みに、ライフは7万6０００から88万Hzの間に病原菌の周波数が集中することを発見しており、ホーランド博士が注目した周波数もその範囲内にあることは興味深い。

ホーランド博士は、白血病細胞に対しても実験を行い、同様の方法で42％、時に60％まで粉砕させることができることが分かった。また、卵巣ガンに対しても、さらにメチシリン耐性ブドウ球菌（ＭＲＳＡ）に対しても効果が認められることを確認した。

そして、いずれの場合においても、この方法において健康な細胞に害をもたらすことはなかった。

多くの周波数施術機においては、様々な方法で電気的な刺激を身体に与えることが可能であり、一部の周波数施術機においては、このホーランド博士の理論に基づいて周波数信号を発する設定も可能となっている。このような事例から、現在市場に出回るすべての周波数施術機に当てはまるわけではなく、公式な検証もなされていないが、それでも多くの周波数療法からは設定次第で一定の効果が得られるものと考えられている。

周波数療法の基本やメカニズムについて

ライフは、病原菌を共振させうる特定周波数を発して、その刺激によって病原菌を死滅させる実験に１９２０年に着手し、１９３０年代前半には完成させていた。ライフは特定周波数を光線として発して病原菌に刺激を与え、死滅に導いていたことは確実と思われるが、具体的にどのようにしてその光（波長・周波数）が体内の病原菌に伝わり、電極の皮膚接触以上に効果を発揮したのか、実のところ詳細は明らかとなっていない。ライフが実際にどんな器具を用いてどのようなことを行ったのかは、のちに詳細に考察するが、現代の周波数施術機（ライフ・マシーン）ではどのようになっているのかを説明しておきたい。

病原菌を殺すメカニズムは、病原菌が共振しうる特定周波数（固有振動数）を発することで、その病原菌を激しく振動させて、その刺激で破裂・崩壊に導くものと考えられている。たとえ共振振動によって破裂・崩壊に導けないとしても、ガン細胞は2日間摂氏42度以上を維持することで死に至るように、共振振動による摩擦熱が病原菌を殺しうるとする説もある（その真相はのちに触れる）。そのため、病原菌に共振周波数を与えることが周波数療法の基本となる。

ライフは、病原菌を殺す周波数を60近く発見したが、病原菌を原因としない病気に関しては研究しておらず、そんな病気に有効な周波数も発見もしていない。だが、現代の周波数施術機においては、病原菌が介在しないと思われる病気に有効な周波数も何千、何万といったレベルで存在し、施術に利用されている。

例えば、特定の病気や怪我による痛みのような症状に有効な「音」があるが、これも周波数である（電磁波ではなく音波）。人類は、音という周波数を利用したヒーリングを有史以前から行ってきており、どの周波数を誰が発見したのか、追跡することは不可能であるが、既に存在していたものがある。

また、地上の生物が健康を維持するには地球との同調が不可欠であり、シューマン共振の周波数は一つのヒーリング周波数になりうる。同様に、経穴《けいけつ》（ツボ）などの人体各所の周波数を測定して、健康体であれば、どの部位で何ヘルツが適切だというデータから、相応しい周波数を得ることもできる。このように測定によって調べ、見つけ出すという方法が手っ取り早い。

のちに詳述するが、現代ではバイオフィードバックという手法が存在する。例えば、身体に2枚の電極パッドを貼り付けるか電極棒を握り、次々と低い周波数から高い周波数まで万遍なく発して、電流量、心拍数、位相角等が異常な変動を起こす周波数を検出するものである。主に病原菌を見つけ出す目的で利用される傾向があるが、既に特定の病気や怪我を抱えている人から特定の周波数の異常を共通して確認できれば、周波数と病気・怪我・病原菌等との関連性を見つけ出すことも可能であり、有望な手法である。基本、異常が検出された周波数が施術周波数と一致する（ホメオパシーの原理）。

さらに、ダウジングやラジオニクスを用いて、様々な病気や怪我の症状に効く周波数を見つけ出し、実際に多くの人々に試してもらってその有効性が確認されるようになった周波数もある。

このように、様々な研究機関が独自の調査・実験等で蓄積してきた周波数データが存在し、現代の周波数療法はそれらを活用している。

それで、ヒーリング周波数が効くメカニズムは、本来の相応しい周波数を与えることで、ずれるか、弱まってしまった周波数を同調によって回復させることにあると考えられている。例えば、同じリズム（周波数）に設定された二つの同一のメトロノームをタイミングをずらして動かしても、しばらく待てば同調して同時に同じリズムを刻むようになる。ヒーリングにおいては、そんな現象が参考にされているようで、相応しいリズムを機械が発し、そのリズムに身体を同調させていく。

さらに、デトックスを目的とした周波数の発信もある。体内に重金属や化学物質、老廃物等が蓄積し、濃縮されたり、塊となっていれば、その排出は難しい。だが、それらと共振しうる周波数をパルス波で与え、激しい振動を促せば、ほぐれて微小片・微細粒子化し、排出しやすい状態になりうる。周波数療法を始める際、このデトックスが為されないと、施術周波数の効果が十分に得られないこともあり、現代の周波数療法における施術の第一歩ともなりうるものである。

また、このデトックスは、病原菌を死滅させる周波数施術を行う際にも重要である。というのも、病原菌が体内で死滅すると、発熱や倦怠感など、その老廃物が原因となって身体に大きな負担を与えることがある。いわゆるヤーリッシュ・ヘルクスハイマー反応である。時に好転反応とも呼ばれるこの作用を最小限に留める目的で、病原菌を殺す周波数を発する際には、同時に老廃物の排出を促すデトックス周波数を発する対応もなされることもある。そんなこともあり、ライフは3分間の光線の照射後、3日間を空ける治療を行ったのである。

周波数の施術効力を高めるための様々な工夫

特定の病原菌や病気・怪我の症状に有効とされる周波数は、その利用方法次第で効果が大きく異なる。ホーランド博士が確認したように、複数の周波数を合成して効力が高まるケースもあるが、波形や電圧レベル等の設定は重要で、効果はその設定次第で大きく変わってくる。

例えば、波形には正弦波、三角波、ノコギリ波、逆ノコギリ波、方形波やそれらの組み合わせなどがある。病原菌を殺すという目的のために電磁波を使うことを考えた場合、そのままの正弦波ではあまりにもなめらかな波形で、刺激が弱すぎる。三角波でも刺激は弱く、通常は方形波か逆ノコギリ波といったパルス波が使用され、時に、特殊な合成波が使用される。病原菌を殺すことを目的としないヒーリングにおいても、正弦波では刺激が弱すぎるようで、方形波が使用される傾向がある。

また、現代の周波数施術機においては、電圧レベルは0から数十ボルト程度まで設定可能であるが、20ボルトを超えてくると、火傷や細胞死を起こしうる。多くの場合、10ボルト以下で十分である。周波数が適切であれば、電圧の値を大きくしなくても効果が表れる。

電圧レベルよりも波形、しかし、もっとも重要なのが周波数の一致である。ライフは特定の病原菌に有効な周波数を有効数字6桁に及ぶピンポイントで見つけ出したが、0・025%以内の誤差の範囲の周波数であれば、なおも有効であることも確認した。

だが、オリジナルのレイ・マシーンとは異なり、現代の周波数療法においては、たとえ周波数が一致し、刺激が強い波形であっても、病原菌が慣れてしまう、すなわち、耐性を得てしまうことが起こりうる。そこで、少しでも慣れを起こさないようにすべく様々な工夫が施されている。

例えば、信号のオン・オフを繰り返したり、電圧レベルに強弱の変化を加えたり、特定周波数だけでなく、その前後の周波数も発したり、プラス・マイナスを交互に均等に生み出す波ではなく、極性を偏らせたオフセットにするなどが為される。

ガンの原因を腸内吸虫ファシオロプシス・ブスキとしたカナダの自然療法家ハル

ダ・クラーク（１９２８―２００９）が開発した周波数施術機「ザッパー」においては、オフセットが採用されていた。但し、他の廉価な周波数施術機や一般的なファンクション・ジェネレーターにおいても設定次第で再現可能である。

周波数療法を学ぶ上で大切なオクターブの概念

周波数療法を学ぶ上で、オクターブの概念を知ることは重要である。例えば、「ド」の音は、１オクターブ上（周波数において2倍）になっても「ド」であり、３オクターブ上（周波数において8倍）になっても「ド」であり、２オクターブ下（周波数において4分の1倍）になっても「ド」であり、同じ性質が維持される。

仮に致死周波数（ＭＯＲ）が10万ヘルツの病原菌が存在するとする。その病原菌を死滅させるのに有効な波形や電圧値等は最適に調整されているとして、誤差０・０２５％の法則を適用すれば、９万９９７５から10万００２５ヘルツの間の周波数であれば、致死効果があると考えられる。だが、さらに５万ヘルツ前後でも20万ヘルツ前後でも有効な可能性がある。これは、オクターブが異なっていても「ド」という音の性質は維持されるということに通じる。

例えば、ある電波をアンテナで受信する際、アンテナの長さをその電波の波長と同じにしても、半分にしても、4分の1にしても受信できることがある。これは、まさにオクターブの法則があるからである。

この世の中の形あるものは、そのサイズに応じた波に影響を受けやすい。病原菌も形あるものであり、その大きさや形状によって共振を起こす周波数は変化する。近年では、病原菌のDNAの構造から周波数を割り出す方法が発見されており、周波数療法での活用で効果が得られているため、比較的精度が高いとみなされている。さらに、分子量から周波数を割り出す方法も存在し、これらは、周波数のデータベースが存在しない場合に活用されつつある。

さて、ガンの原因菌に関して、拙著『底なしの闇の［癌ビジネス］』（ヒカルランド）や『世界を変えてしまうマッドサイエンティストたちの［すごい発見］』（ヒカルランド）で言及したように、ウィルス説は数多いが、イタリアのトゥーリオ・シモンチーニ博士は真菌のカンジダ・アルビカンス説を、先のハルダ・クラークは腸内吸虫ファシオロプシス・ブスキ説を唱えた。そして、その仮説が正しいとみなした治療法により治癒を成功させてきたとされる。ガン原因菌に関して、様々な説が存在するため、何が正しいのか、戸惑う人々も多いように思われる。

しかし、その答えは、すべてが外れていることもあれば、当たっていることもあると言えるだろう。どういうことかと言えば、オクターブの理論で考えれば、例えば、ある医師はあるバクテリアを20万ヘルツで殺せばガンが治ることを発見し、別の医師はあるウィルスを40万ヘルツで殺せばガンが治ることを発見し、また別の医師はある真菌を5万ヘルツで殺せばガンが治ると発見したという状況は起こりうるからである。そして、本当のガンの原因は10万ヘルツを致死周波数とするバクテリアだったということもあり得る。つまり、オクターブが違うだけとして解釈できる可能性があるのだ。

既に触れたように、ライフの下で働いていたホイランドは最小公倍数を作るように、様々な病原菌の致死周波数を何倍もして、３・８MHz前後や３・３MHz前後に集中させて利用した過去がある。但し、例えば、施術周波数が大元の周波数から10オクターブも20オクターブも離れている場合、効果が及ぶのかと問われれば、それは未知の世界と言えるだろう。

第6章

現代の周波数療法でどんなことが可能なのか? 様々な機器と具体的活用法について

病原菌の死滅からデトックス、ヒーリングまで多岐にわたる療法

既に主だったことは記してきたが、周波数療法において可能なことは多岐にわたる。例えば、病原菌を殺すプログラム、本来の状態に導くヒーリングのプログラム、有害な重金属・化学物質・老廃物等の排出を促すデトックスのプログラム、病原菌の影響を受けていると思われる周波数を検出するバイオフィードバックスキャン、DNA構造から周波数を割り出して病原菌（ウィルス）を殺すプログラム、物質の分子量から周波数を割り出してその物質の性質を付加又は除去するプログラム、エッセンシャル・オイルやバッチフラワー・レメディー等の効果をもたらすプログラム、カビ、ダニ・ノミ・アリなどの害虫を遠隔で殺すプログラム等がある。また、特別病気を煩《わずら》っていなくとも、免疫力強化、睡眠改善、視力回復、チャクラ活性化、潜在能力開発、美容等を目的としたプログラムもある。

筆者が利用している周波数施術機においては、ソフトウェアは無償提供されている

ため、常に有志が独自にプログラムを作っては、効果の優れるものが新たにソフトウエアに組み込まれていくようになっている。そのため、あるプログラムの効きが悪くても、他の設定による代替プログラムが存在し、利用者に適したプログラムを見つけられる可能性が高くなるだけでなく、病原菌に慣れを起こさないように定期的にプログラムを変えていくことにも有効である。

また、利用したい周波数がデータベースに存在しない場合、自分で調べる方法もある。例えば、自分が愛用するエッセンシャル・オイルの周波数を知りたい場合、オプションの器具内に数滴たらして塗り付け、その液体から強く発せられる周波数を拾い上げる機能がある。周囲の電磁波をシャットアウトすることが課題ではあるが、それを行うことで、なかなか入手が難しい商品や廃番品の周波数を割り出し、現物ではなく、周波数信号で疑似的に体験し続けることも可能となる。もちろん、各種栄養素を物理的に摂取しなくてもその周波数を摂取して疑似的な効果を身体にもたらす方法もある。

これらは、周波数施術機に可能な機能のごく一部ではあるが、メーカーによって変わった機能も存在しており、次にそのようなものを含め、代表的なものをいくつか紹介することにしたい。

ただ、ここでお断りしておきたいことがある。特定周波数の生成は、基本的に教育現場や技術者が使用する汎用のファンクション・ジェネレーターで可能である。だが、使用できる波形の種類が少ない、周波数は毎回別のソースから調べねばならない、プローブ（探針）を適したものに変更せねばならない、機能が限られる等、実用的な面で専用の周波数施術機を利用した方が圧倒的に便利である。そのため、筆者はファンクション・ジェネレーターのように、自由に設定を変更できる市販品を利用している。

但し、研究者である筆者からすると、100％同意できる理論・概念の下でソフトウェア・ハードウェアが開発された市販品は存在していない。そのため、筆者の場合、あらかじめ設定されたプログラムではなく、独自に変更して利用することが多い。つまり、筆者自身の考え方に基づいた変更を行って使用する。そのようなこともあり、特定メーカーの商品をそのまま推奨するつもりはない。もし読者が周波数施術機を購入するのであれば、一般的なファンクション・ジェネレーターに何ができて、相場はどのぐらいなのか、そして、周波数施術機には何ができて、やはり相場はどのぐらいなのかを比較検討して頂きたいと思う。もちろん、購入後もきちんと使いこなせるのかどうかも検討事項と思われる。その点、ご理解いただき、以下、参考にして頂けたら幸いである。

電極パッド・電極棒を利用した周波数施術

大半のメーカーの周波数施術機は、電極パッドをその施術に採用している。一般的な低周波治療器と同様に、プラスとマイナスの２枚のパッドを身体に貼り付けて使用する。２枚のパッド間の距離が広がれば、より広範囲に周波数情報を含む電気信号が伝わることになるが、その分、刺激は弱くなる。パッド間の距離を縮めれば、その影響範囲は局所的になるが、より強い信号を伝えることができる。その効果を及ぼしたい部位を挟むように貼り付けて使用するのが一般的である。患部が存在しない、感染

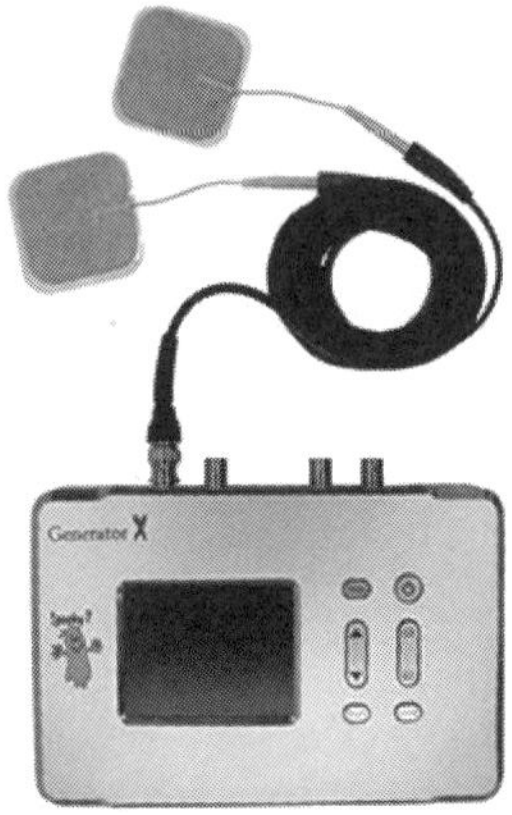

電極パッドを利用した周波数施術

症のようなケースでは、細菌類が集中する腸付近、つまり、へその両側に貼って使用することもしばしばである。

これまで電極パッドからでは身体の奥部まで信号が伝わらないと考える人々もいたが、近年の調査ではきちんと伝わっていることが分かってきている。かつてライフが採用していた光線照射とは異なるが、周波数情報を簡単に直接的に伝える方法であり、周波数療法での主流となっている。

メーカーあるいは設定次第で伝わる電気信号が異なるため、すべてに共通するとは言えないが、多くの場合、心臓近くや首から上には貼らないよう注意が促される。また、関節部の真上も避けた方が良いとする場合もある。

電極棒を使用する場合は、両手で握ることで手から全身に周波数信号が伝わる。一方の手からもう一方の手まで、物理的な距離は長くなる。だが、伝導性の高い金属製の電極棒と皮膚がダイレクトに接触するため、上半身に対しては電極パッドよりもむしろ周波数信号が伝わりやすいと言えるかもしれない。

電極パッドを貼った場所、あるいは、電極棒を握った手に伝わる感覚は、送信される信号や電圧・電流値によって異なる。数千Hz以下であれば、その周波数が下がるほど刺激を体感しやすくなるが、周波数が高くなれば、わかりにくくなる。また、微弱電流を基本とする周波数療法においては、周波数が低くてもほとんど感覚が得られない傾向があるものの、効果が表れる場合には、温かくなる、痒くなるなどの感覚が得られることがある。多くの場合、強すぎる刺激を避けられるよう、電圧・電流レベルは調整可能である。

プラズマ管の光線照射による周波数施術

一部の周波数施術機においては、専用のプラズマ管を接続することで、光線照射による施術が可能である。これは、かつてライフが採用していた方法に近い施術法である。プラズマ管を発光させる搬送波としての周波数に、施術効果が期待できる特定周波数を重ねて、身体に伝える方法である。プラズマ管からは非常に強い光量の光線が発せられる。電極パッドや電極棒を使用した方法と比べると高価であるが、より強力な効果が得られるとされている。

ただ、のちに詳述するが、我々が現在使用するプラズマ管は、かつてライフが使用していたものとは異なっている。身体に伝わる光線も異なっている可能性がある。そのため、3分間の照射を3日毎に2、3か月間行うだけでガンを完治できるほど効果は得られていないようであり、改良が必要と思われる。だが、それでも周波数療法においては、最も効果の高い方法の一つとなっている。

変化する周波数を検出するバイオフィードバックスキャン

バイオフィードバックスキャンは、例えば、電極パッドを身体に貼るか、電極棒を握った状態で、低い周波数から高い周波数まで次々と周波数信号を発して、心拍数、電流、位相角などが大きく変化する周波数を検出するものである。体調不良の原因が異常な変化を起こす周波数と関係する傾向が見られると同時に、その周波数を浴びることで施術効果が得られる傾向も見られることから、一般的に、何らかの施術法を選択する前に行われる。

生体が発する周波数の異常は、ラコフスキーが主張したように、体内で異常増殖した細菌が発する周波数の影響を受け得る。また、先述したように、ライフは７万６０００から88万Hzの間に病原菌の周波数が集中することを発見しているため、調べる周波数はその範囲を含み、かつ、ＢＹ（１・５２９MHz）やＢＸ（１・６０７MHz）に代表されるガンの帯域をも含むよう、１．８MHz程度まではカバーするように設定する（できればさらに高い周波数帯域まで調べたい）。病原菌の固有周波数と一致する周波数を発すれば、病原菌は共振を起こし、電流、位相角、心拍数等の値が変動するのである。それによって施術に利用する周波数が判明する。

電極パッド使用時の貼付部位は、足首から腕先までとすることもあれば、腸付近とすることもある。それは、検出する信号次第である。心拍数の変化を参考にして異常周波数を見つけ出す場合は、安静が必要とされ、検査に時間を要し、精度もやや甘くなりがちであるが、電流量や位相角の変化を調べる場合は、安静は不要で、比較的短時間でより正確な結果が出やすいとされる。但し、筆者の経験から言えば、電流量の変化に注目して異常周波数を検出するのが最も高い精度を期待できる印象である。

データベースには、細菌が発する周波数や感染症等に固有の周波数等が蓄積されているため、検出された周波数と照らし合わせて、評価に役立てることも可能である。但し、その評価には熟練が必要なため、自身で判断を下すのではなく、検出された周波数をそのまま施術周波数として利用する対応が推奨される。

基本、バイオフィードバックスキャンは、真菌、バクテリア、ウィルス等を見つけ出して、駆除していくツールである。しかし、人が健康を害する背景には、大怪我をして身体の臓器などを物理的に損傷するような場合を除けば、ほとんどの場合、体内に生息する微生物が大きく影響している。例えば、慢性病や自己免疫疾患など、病原菌は関与していないと思われがちだが、現実には、ウィルス等の微生物が隠れて増殖しているがために、自身の免疫力・自己治癒力で回復できないのである。直接的な原因ではないとしても、回復にブレーキをかけているのが異常増殖したウィルスを含めた微生物なのであり、ほとんどの事例においてバイオフィードバックスキャンは非常に有効である。

量子もつれ現象を利用した遠隔の周波数施術

周波数施術機Spooky2では、電極パッド（および電極棒）やプラズマ管を使用した施術の他に、量子もつれ現象を利用した遠隔施術が提供されている。これは、一般的にニコラ・テスラ（１８５６―１９４３）が発見したとされるスカラー電磁場を利用したもので、互いに逆位相でコイルを向き合わせ、その中間領域、すなわち、電磁気的にゼロとなる領域に血液・毛髪・爪などのＤＮＡサンプルを置く。そして、そのＤＮＡサンプルに周波数信号を与えると、そのＤＮＡサンプル提供者のＤＮＡがその周波数信号を遠隔で受信（共振）して、施術に効果をもたらすとされるものである。スカラー電磁場においては、奇しくも時間や空間に縛られることなく情報が伝わり（量子もつれ現象)、特にヒーリングに高い効果がもたらされるとされる。
自然界では、川の水流が渦を形成して右から左にカーブしたあと、逆に左から右にカーブして逆回転の渦を形成する手前の中間領域（水深が浅く、流れが穏やかとなるエリア)、すなわち、渦流が逆転する転換点においては、生物に利益となるような未知のエネルギーが生成すると言われ、オーストリアの発明家ヴィクトル・シャウベルガー（1885─1958）はそれを「エネルギーの大砲」と呼んだ。また、地殻変動によって互いに拮抗した関係を生み出す特別な断層地帯、いわゆるゼロ地場においては特別なヒーリング効果が得られるとされる。そのようにゼロ場領域を人工的に生み出したのがヒーリングにおけるスカラー電磁場である。

ひとたび機械にセットして稼働させておけば、どこに出張しようが、旅行に行こうが、距離に関係なくその効果は及ぶとされる。そのため、利便性が高く、その場にじっとしていなければならない電極パッド（および電極棒）やプラズマ管による施術に加えて、補助的な施術が可能なため、人気の高い療法である。

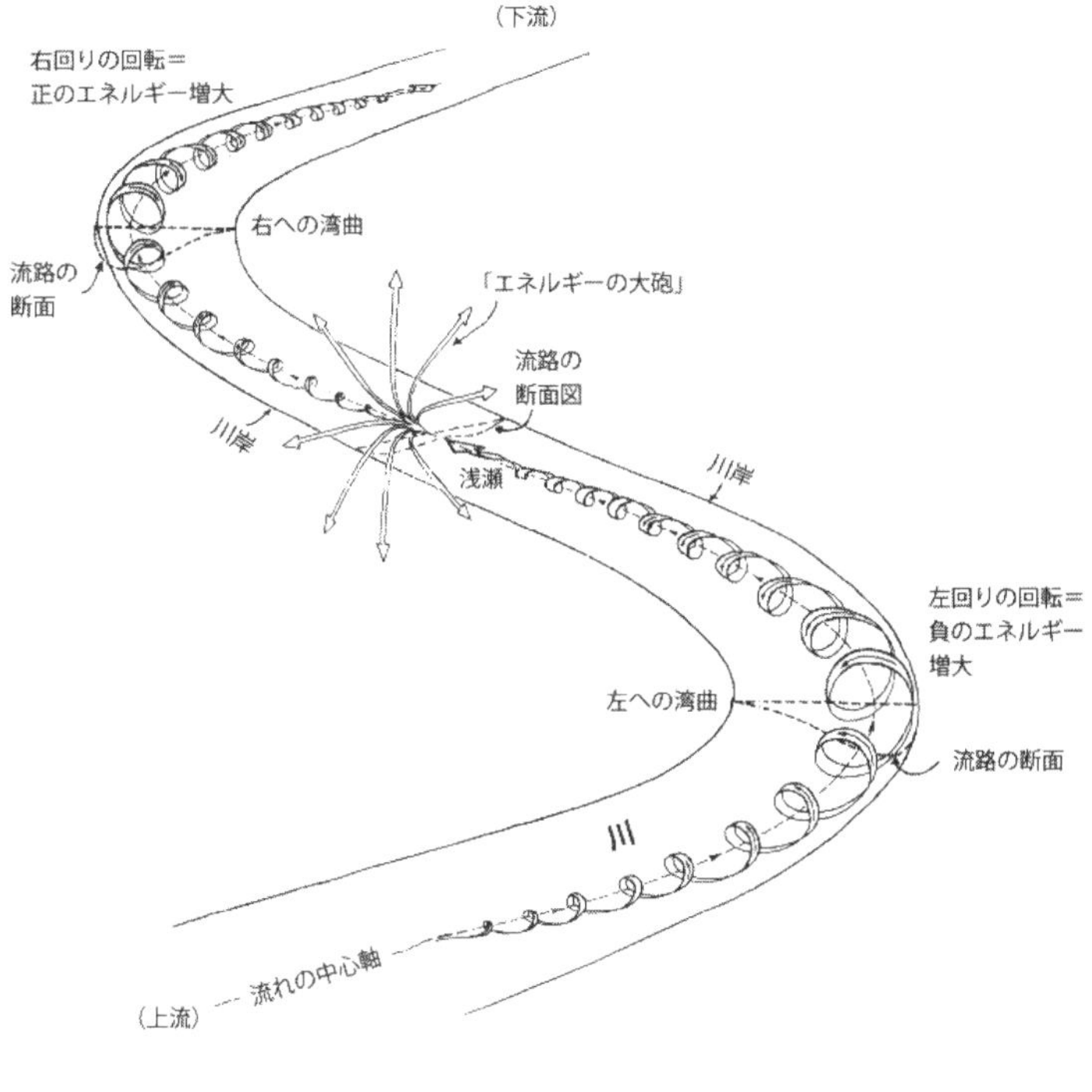

渦を形成する川の水流の図解

ラコフスキーの多動発振器に近いスカラー電磁場施術

同じく周波数施術機Spooky2においては、スカラー電磁場施術が利用できる。スカラー電磁場施術は、DNAサンプルに特定周波数を作用させ、DNA同士の共振で利用者と繋がる遠隔施術とは異なり、直接ヒト（やペット）がスカラー電磁場内に入り込んで行う。開発者はニコラ・テスラの技術を応用したと語っているが、実際のところ、医療の分野で既にその技術の実用化に邁進していたロシアのジョルジュ・ラコフスキーにテスラは協力したのであり、ラコフスキーの技術を応用したものと言えるだろう。

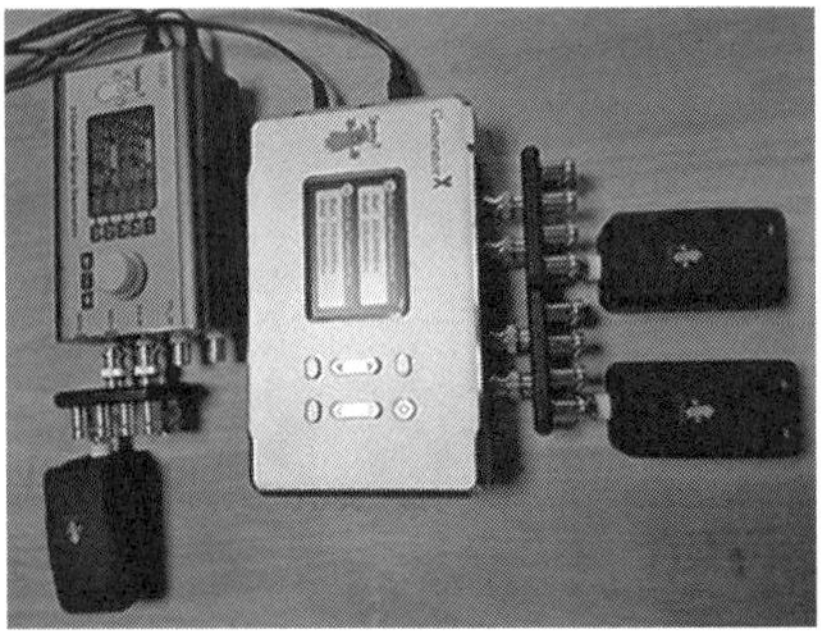

遠隔施術

但し、現代のスカラー電磁場施術では、ラコフスキーの多波動発振器とは異なり、スカラー電磁場において自由に特定周波数を作用させることができるようになっている。当初ラコフスキーは特定周波数を生物に発して治療を行うことを考えた。だが、単独の周波数のみ使用すると、電圧と波形をうまく制御しないことには、共振による摩擦熱で生物の細胞は死に至ることを知った。そこで、様々な実験を繰り返した結果、正弦波の振幅が低下していく減衰波を12ボルト以下で使用することで、摩擦熱による細胞死を回避できることを発見した。

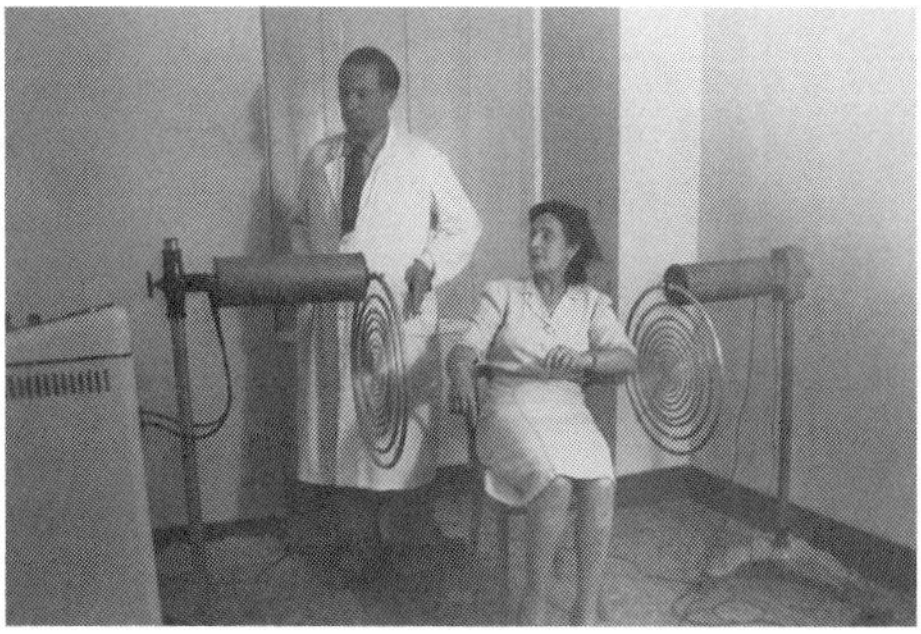
多波動発振器

実は、奇しくもライフも、減衰波を利用することで細胞死を起こすことなく病原菌を安全に死滅させられることを発見し、レイ・マシーンに採用していたのである。つまり、摩擦熱を発生させずに特定の病原菌のみを死に至らしめる方法を発見していたことになる。

ラコフスキーとライフの違いは、電磁波の使用目的にある。ライフは特定の病原菌を死滅させるために、特定の周波数を光線で発して、病原菌以外は無害とすべく、減衰波を利用した。一方、ラコフスキーは、特定周波数を発するのではなく、万遍なく幅広い周波数を発することで、生物が発するべき特定周波数を補い、自己治癒力を回復させて、自らの免疫力で病気を克服させたのである。つまり、先に触れたヒーリングの手法であり、本来必要な周波数を機械が発して身体をそれに同調させるアプローチである。そして、熱作用で細胞死を起こさないように減衰波が採用された。

1931年に完成したラコフスキーの多波動発振器は、同心円状のダイポールアンテナを逆相で向き合わせたもので、波長10㎝から400m、周波数にして750kHz（0・75MHz）から3GHz（3000MHz）に対応し、考えうるすべての細胞、器官、神経、組織が、独自の周波数を回復できるようにしたものだった（1Hzから300GHzまで対応する機種も開発されていた可能性がある）。これは、ガンを始めとした難病を次々と治癒させ、世界中の病院・診療所で利用されるようになったことは先に触れた通りである。

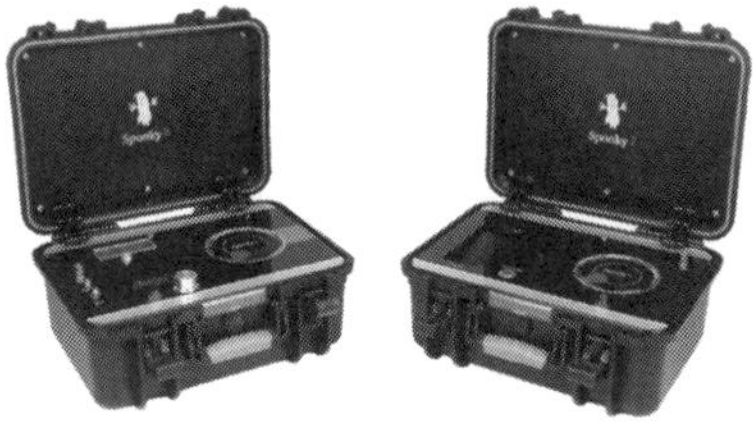

スカラー電磁場施術機

現在のスカラー電磁場施術機は、構造上はラコフスキーの多波動発振器に近いものの、それをよりコンパクトにしたものとなっている。稼働中、特別な感覚は得にくいが、例えば、ベッドの両脇に設置すれば、熟睡が促されるなど、精神を落ち着かせる作用が得られると語る人は多い。具体的な病気や怪我等の症状の施術にも有効だが、予想外の副次的な効果が得られ、使用者の満足度は高いようである。

生物学者ハルダ・クラークが開発した施術機「ザッパー」

カナダの自然療法家で生物学者のハルダ・クラーク（１９２８―２００９）は、ガンの原因を腸内吸虫ファシオロプシス・ブスキとして、その駆除法やガン予防法等を著書『ハーブでガンの完全治癒』（フォレスト出版）において示したことで知られる。また、「ザッパー」と名付けた周波数施術機を開発し、寄生虫の駆除や免疫力を強化する方法も示していた。「ザッパー」は、他の周波数施術機でも採用されているような電極棒２本を両手で握って使用し、５～３万Hzの周波数を発生させた。電圧は９ボルト、電流は3・5mAの微弱レベルで7分間（1日最大3回計21分間）使用するものだった。極性が変化しないオフセット設定だったため、使用法を誤ると、低温火傷が起こりやすいと指摘する人々もいるが、使用者による評判は比較的高かった。そのため、現在でも「ザッパー」の類似品が販売されているだけでなく、ザッパーの設定が他の周波数施術機でも利用できるようになっている。

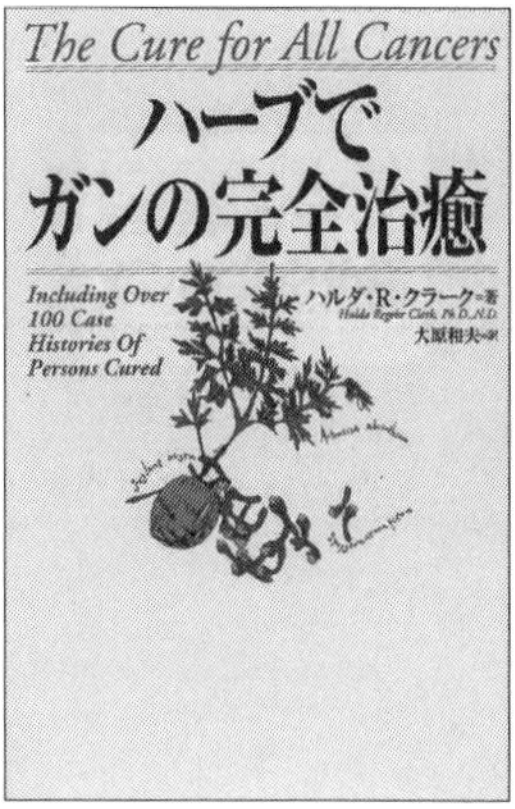

尚、「ザッパー（zapper）」とは、害虫などの駆除装置を意味するため、「〇〇ザッパー」と名付けられた商品は多々存在している。ハードウェアおよびソフトウェアの設定が、ハルダ・クラークが生前に使用していたものと同一かどうか、内容の確認が求められる（設定を変えてオリジナル化した類似品が多々出回っている）。

ＦＳＭ（周波数特定微弱電流）を駆使した周波数施術

１９４６年、オーストラリア人のホメオパス（ホメオパシー医）のハリー・ヴァン・ゲルダーはイギリスからカナダのバンクーバーに渡り、開業すべくオステオパスの診療所を買い取った。すると、その診療所には、１９３５年頃に奥の部屋に仕舞われたと思われる、１９２２年製の未使用の機械と裏面に周波数リストが記された名刺があった。それは、先に触れたように、１９１０年の『フレクスナー報告書』以降、医療関係者らが次々と廃棄するか、使用を止めていった周波数施術機と言えるものだった。ゲルダーが買い取った診療所の元オーナーがその煽《あお》りで廃業に追い込まれたのかどうかは不明だが、使用する予定でいた機械が残されていたのである。

その新天地において、ゲルダーはオステオパシーによる背骨の整骨、経穴（ツボ）への刺激、ホメオパシー、栄養学などで患者を診たが、周波数療法も行った。使用されずに仕舞われていた周波数施術機の操作法を理解し、使用できるようになっていた

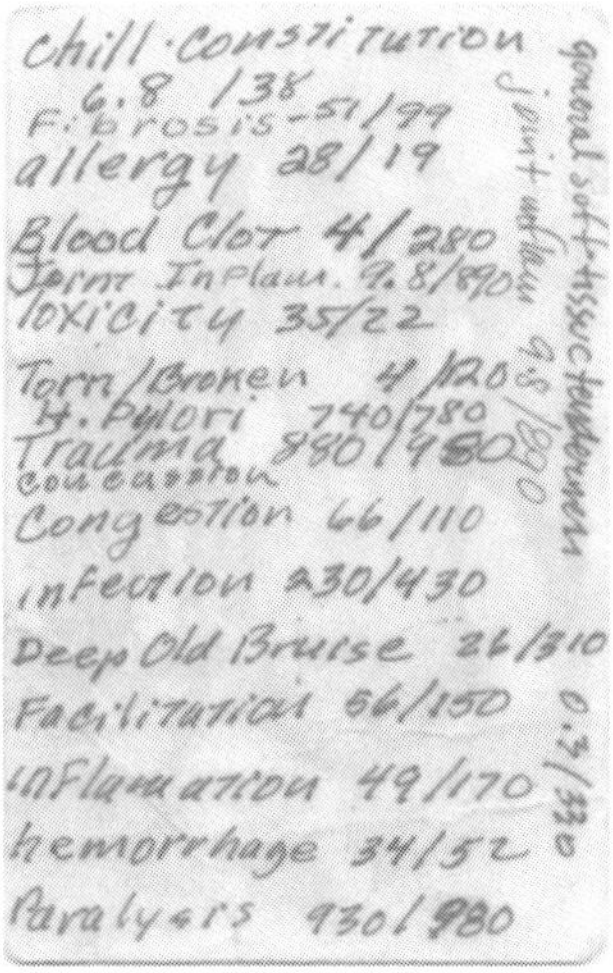

治療用周波数が記された名刺の裏面

のである。しばらくすると、ゲルダーの施術の腕はカナダやアメリカ西部で評判となり、治療が困難とされる病気や怪我を負った患者が頼るようになっていた。

そんなゲルダーの評判と施術に関心をもったカイロプラクティック医ジョージ・ダグラスは、１９８１年にゲルダーの下でホメオパシーや栄養学に加え、周波数施術機で経穴を刺激する方法を学んだ。ダグラスはその周波数療法を広めることは行わなかったが、教え子のキャロライン・マクマキン氏（カイロプラクティック医）がその技術を継承し、１９９６年よりＦＳＭ（Frequency Specific Microcurrent ＝周波数特定微弱電流）の名前で普及活動を行っている。

このような背景から、ＦＳＭの元となった周波数情報とその施術機を誰が開発したのか、今では知る由もない。だが、その特徴は、二つの低周波を１５０μＡ程度の微

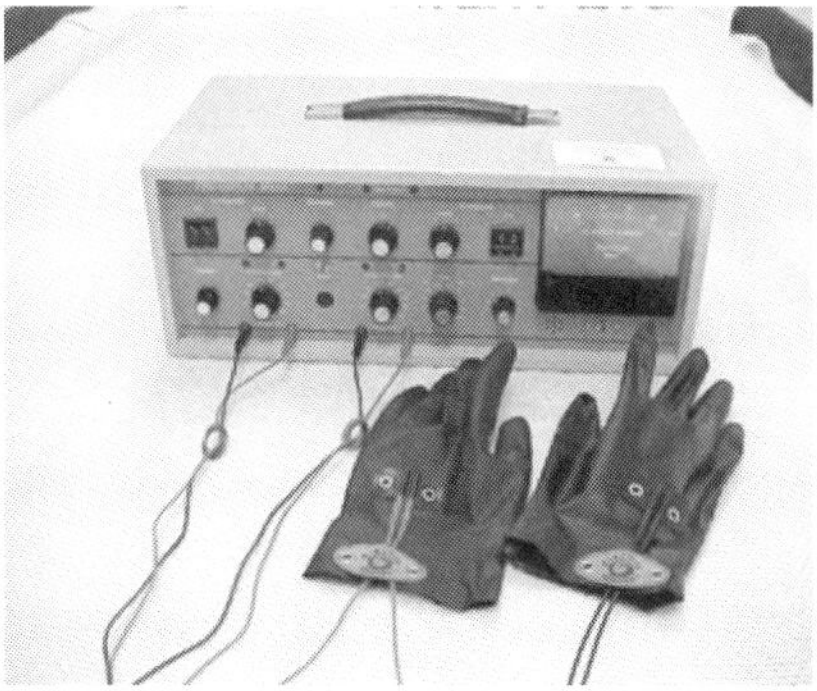

弱電流で人体部位に作用させることで、病気や怪我の痛みを軽減し、回復を促進させることである。各周波数は、決して特定の病原菌、病気、症状に対する固有の周波数ではない。身体の部位に対応する周波数（例えば、小腸22Hz、肝臓35Hz、神経組織45Hz、副腎71Hz、筋膜１４２Hz等）と、緩和させるべき症状（例えば、アレルギー9Hz、炎症40Hz、震盪94Hz、毒性57Hz、ウィルス61Hz、瘢痕13Hz等）に対応する周波数（いずれもその数は多くない）を組み合わせた電気信号を、グラファイト手袋や電極棒を通じて身体に作用させる施術である（波形は、方形波にノコギリ波状の起伏を与えたものと思われる）。効果が得られる場合は、それらが触れた部位が温かく感じられることが多く、効きが分かりやすいとされる。

尚、一般的に普及する周波数施術機（ライフ・マシーン）とは利用する周波数の点で異なる印象があるが、特別な波形が使用されるわけではなく、機械自体に特別な違いはない。筆者が使用している周波数施術機においても、FSM向けに二つの周波数をマニュアル設定し、電流（電圧）レベルを調整することで利用可能となり、ほぼ同様の作用が得られる。そのため、必ずしも専用機を使用する必要はない（但し、他機で設定する場合にはある程度の知識が必要である）。

人気の波動測定＆施術——メタトロン、タイムウェーバー、AWG

近年、様々な波動測定器・施術器が存在している。それらは、多くの点で異なるものの、周波数施術機の一種と捉えることができる。例えば、ロシアのメタトロンはヘッドフォンを通じて1～10Hzの低周波を発してエントロピーを測定する機械だが、過去に蓄積してきた膨大なデータベースを参考にしながら、身体が発する周波数の乱れを測定・分析する。全身の健康状態を視覚的に表示可能で、精度が高く、人気の測定器と言える。

ドイツのTime WAVERは、周波数を測定して分析・調整する機械で、その対象は

臓器、オーラ、経絡、ＤＮＡなど多岐に及び、自分の目標や希望等の実現可能性について
いても評価が得られ、人気が高まっている。

また、忘れてはならないのが、日本のＡＷＧ（Arbitrary Waveform Generator ＝段階的素粒子発生波動機）で、健康から美容まで幅広い問題に活用できる波動治療器である。病原菌に対しては、その固有周波数で電子（12・５Ｖ、10ｍＡの電流）を電極パッドを介して投射し、共振させて施術を行う。そのため、ＡＷＧは既に記してきた周波数施術機の一つと言えるものである。

他にも様々な波動測定器・治療器が存在し、周波数施術機として捉えることが可能なものも多い。だが、多様性の高い波動測定・治療器を含めてしまうと、情報量は膨大となる。本書で網羅することなど不可能である。

また、メタトロンやTimeWAVERを含め、現在普及しているほぼすべての波動測定・治療器は、そのメカニズムを公開しておらず、市販のファンクション・ジェネレーター等で再現できない。そのような機械の場合、概して高額商品であるが、効果について統計データを取ることはできるとしても、残念ながら、効く根拠を科学的に検

証することはできない。

筆者は元々ジャーナリスト出身のサイエンスライターであり、根拠の提示なしに、ただ効くという理由だけで特定商品を紹介することはできない。メカニズムが公開されていない商品を批判するのではなく、単に科学的・客観的に評価できないという理由で、詳述は避けることにする（ＡＷＧは一般的な周波数施術機に近く、非公開の部分はそれほど多くないかもしれない）。

そのようなこともあり、本書においては、ロイヤル・レイモンド・ライフの仕事を参考にして開発された周波数測定・施術機と捉えることが可能な製品で、筆者の知りうる一部の製品に言及することに留めた。その点、ご理解いただけたら幸いである。

本書でこれまで紹介してきた周波数施術機は、その原理が明快で、ほとんど秘密はない。そのため、市販のファンクション・ジェネレーターを使用しても同じことが再現可能である。これはとても重要なことである。

病気の診断とその治療法を世界に普及させていくためには、公開性が高く、廉価であることが条件である。メカニズムが非公開で、高所得者だけが利用できる技術は望ましいことではないと筆者は考えている。ライフは、低コストでレイ・マシーンを生産し、一家に一台普及させ、自分自身で治療可能な状況を生み出すことを夢見ていたと言われている。医療従事者には気の毒だが、必要最低限を除いて、医師も薬もほとんど不要になる世界である。

様々な人が独自の周波数プログラムを作っては、それを公開し、その効果を報告してもらう。そんなプロセスを経て、周波数施術機に日々組み込まれていく……。それは理想論ではなく、既に筆者が使用している周波数施術機においては、それが採用されている。

例えば、新型コロナウィルスが世界的に広がっている真っ最中、どの周波数プログラムがどの株に対して有効なのか、すぐにそのデータを集めることはできない。だが、DNAの構造から周波数を概算する理論は科学論文として公開されている。そこで、その計算式に基づいて、日々公開され続ける新型コロナウィルスの新しい株のDNAからその周波数を算出。そして、その周波数を発するプログラムがすぐに作られ、それが追加されてソフトウェアが更新される。また、新型コロナ・ワクチンには、必ずしも健康に良いものだけが含まれているわけではない。有害性が懸念されるものも含まれている。そのため、各社のワクチンに含まれる特定物質を効率的に排出させるデトックス・プログラムもすぐに作り出され、提供されている。そのお陰で、まだ有効な治療薬が見つかっていなくても、新型コロナやそのワクチンによる症状を軽減させる方法が得られるのである。

このようなデータの更新や新規プログラムの作成は、周波数施術機のメーカーだけでなく、世界中の利用者有志が創造力を働かせて日々行っている。メカニズムが公開・共有されるがために、スピーディーな対策が利用者に提供可能となるのである。これは、医療業界にとっては脅威となろうが、本来それが望ましい姿なのではなかろうか。

周波数転写による様々な応用と活用法

周波数施術機は、周波数発生器でもある。通常、発せられる特定周波数の電磁波は身体（やＤＮＡサンプル等）に向けられる。だが、その対象を他の物体に変えることも可能である。

例えば、水を入れたコップの中に、周波数施術機に接続した電極棒や他の機器（ＰＥＭＦコイルやコールド・レーザーなど）を入れるか、コップに接した状態で特定周波数を発する。そうすると、その周波数情報は水に転写されることになる。もし、ミネラルやビタミンなどの栄養素の周波数を水に転写すれば、それを飲むことでミネラルやビタミンの周波数情報を摂取することになる。

転写に要する時間は、発する周波数や転写する物質によって異なる。概して、周波数が高いほど転写に要する時間は短く、周波数が低いほど転写に要する時間は長くなる。例えば、周波数の低いシューマン共振（7・83Hz）レベルでは数日要することもあり、利便性に優れず、おすすめできない。その場合、むしろ電極パッド（又は電極棒）や遠隔でダイレクトに浴びた方が良いだろう。

また、転写する物質によっても時間が異なる。水の場合、30分程度から数日まで周波数次第で差が現れる。ただ、興味深いことに、長時間照射すればするほど強く周波数情報が転写されるとは限らないことである。その判断には知識と経験が必要であるが、転写には適切な時間があり、それを超えてくると、転写された周波数情報は失われていくこともある。

筆者は、見る角度によってキラキラと輝くホログラム・ステッカーに周波数情報を転写することがある。きっかけは数年前、スポーツ選手を中心に、周波数情報が転写されたホログラム商品を身に着けることが海外で流行っていたことだった。そこで、筆者もその検証を行ってみたのである。ホログラム・ステッカーを用意して、遠隔施術用の器具の中に入れ、様々な周波数を、様々な時間で照射し、その効果を評価した。結論を言えば、どんな周波数を照射しても、自分が使用したステッカーの場合、時間は4時間程度がベストであり、それを超えてくると、効果も低下していくことだった。周波数の違いはその強度に影響するようで、やはり、周波数が高い方が効果も高いように感じられた。

例えば、筆者は睡眠導入剤の周波数をホログラム・ステッカーに転写したことがある。そのステッカーをこめかみに貼って寝ることで、効果を体験するためである。睡眠導入効果のある周波数はデータベースの中から容易に見つけ出すことができる。その周波数を利用したのである。

ここで説明しておきたいことがある。筆者は、かつて市販の睡眠導入剤を服用して、「寝られない」体験をしている。どうも自分の身体には合わないようで、飲むと頭が重くなるものの、逆に寝られなくなるのである。何度か飲んでみたことがあるが、いつも同じ結果で、むしろ逆効果となることから、飲むことはなくなった。

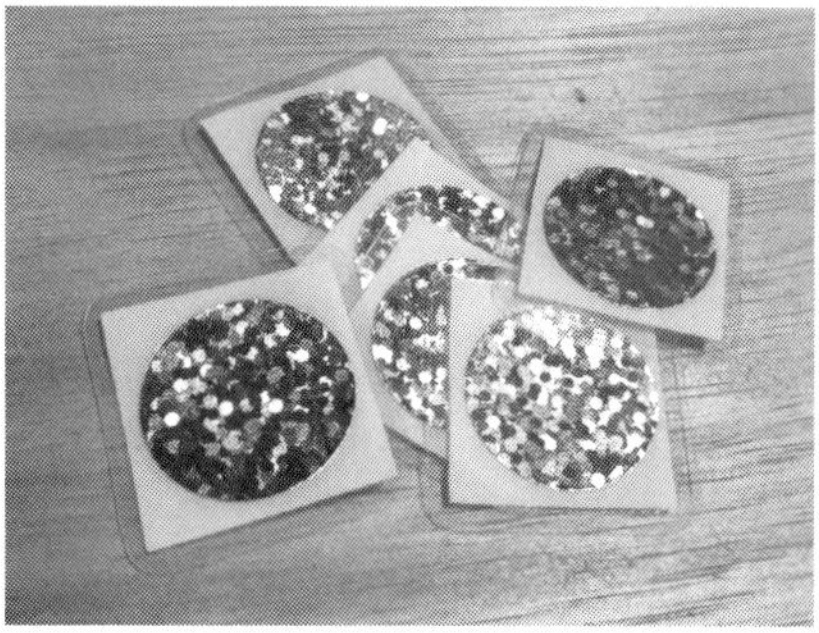

ホログラム・ステッカー

そんな苦い経験から、睡眠導入剤を飲むとどんな感覚が得られるのか、筆者は知っている。そこで、自分で作ったホログラム・ステッカーをこめかみに貼って寝てみたところ、まさにあの忌まわしい感覚が蘇ってきて、その夜はまったく眠ることができなかったのである。これにより、逆に睡眠導入剤の周波数を転写したホログラム・ステッカー効果は本物であると感じた。

そこで、長年不眠に悩まされてきた人に使ってもらったところ、嘘のように眠ることができたと連絡が来たのである。

このような経験から、ホログラム素材にある種のエネルギーを転写することは実際に可能であると筆者は感じると同時に、そのような製品が世に出回る理由も理解したのである。但し、ホログラム素材の種類によって、周波数の転写に要する波形、電圧レベル、時間などの条件は異なり、試行錯誤を要することは断っておきたい。

カビ、ダニ、ノミ、アリなどを遠隔施術で退治

周波数療法は人体内の病原菌に対してだけでなく、人体外の小さな生き物に対しても利用できる。例えば、カビ、ダニ、ノミ、アリなどである。これには、遠隔施術用の器具を利用することで可能となる。

遠隔施術においては、専用の機械にＤＮＡサンプルを入れて、そのサンプルに対して特定周波数を照射することで、離れた場所にいるサンプル提供者にもその効果が伝

わるというものであった。そのため、このようなケースでは、DNAサンプルには捕まえた生物を用い、それを機械の中に入れる。そして、その生物を殺す周波数を照射することになる。

　ここで、その生物の種類など、特定できる場合は、その生物を殺すことのできる周波数・波形設定を利用することになるが、その生物の種類が特定できなかったり、できたとしても、効果が期待できる周波数が存在しない場合がある。その場合、周波数スウィープ機能を利用する。

　周波数スウィープとは、バイオフィードバックスキャンで利用される方法と同じで、低い周波数から高い周波数まである周波数間隔で変化していく周波数を次々と発していくものである。先に触れたように、致死周波数から0・025%以内の周波数であれば、対象に対して有効であることをライフは発見している。そのため、例えば、0・025%刻みで次々と周波数を発していくように設定してみる。そして、次々と変化する周波数の電磁波を発していく。そうすると、それが一巡した時には、少なくとも1回は致死周波数に当たった計算になる。もし、スウィープを一巡させるのに3

時間要する場合、24時間で8回繰り返すことになるため、つまり、その生物は1日に8回致死周波数を浴びる計算になる。これは、あらかじめ致死周波数が分かっていて、最初からずっと特定周波数を発する場合とは異なるため、効果が及ぶまでにある程度時間を要する。だが、多くの場合、3週間から2か月程度稼働させておけば、変化が表れる。

過去に、筆者の自宅屋根にアリが2～3年かけて巣を作ってしまったことがある。その際、その巣に出入りするアリを捕まえ、遠隔施術用の器具内に入れて、スウィープ機能を使って稼働させ続けてみた。すると、1か月半ほど経過した時にはアリの行列が発見できなくなり、それ以後、アリはその巣に向かうことはなくなったのだった。その翌年もアリは戻ってくることはなかった。

但し、このような場合、異なる巣に出入りするアリには無効なことが知られている。つまり、近い血縁関係のあるアリに対してしか効かないようである。例えば、カビの場合は、削り落としてそれをＤＮＡサンプルとして利用するが、効果が及んでくるとカビが変色し、汚れが落ちやすくなるという報告もある。

エッセンシャル・オイルの周波数を利用する

エッセンシャル・オイルは、その原料の産地により、微妙に成分が異なり、その効果も異なる。そのため、実際のオイルから発せられる周波数を機械で読み取れば、違いが表れる。しかし、機械でも限界はある。周囲の電磁波を遮断すべく努めても、どうしてもいくらかのノイズも拾い上げてしまいがちである。そのため、機械で読み取った周波数を浴びるよりも現物からの周波数（香り）に触れるのが一番である。

だが、エッセンシャル・オイルの周波数を浴びる利点もある。それは、原材料の特性や品質に左右されない、理想の周波数が存在するからである。厳密に言えば、実際に市販されているエッセンシャル・オイルに基づいた周波数とは異なるはずだが、雑味がないと言えようか。

そんなエッセンシャル・オイルの周波数は46～320MHzであり、周波数データベースの中で最も高く、多くの場合、具体的に「○○に効く」とされるヒーリング周波数よりも強力である。自分に合うエッセンシャル・オイルを見つけ、そのエッセンシャル・オイルの周波数を使いこなせるようになると、健康管理が楽になる。

例えば、エッセンシャル・オイルのフランキンセンス（乳香）は、一般的に、心を落ち着かせ、深い呼吸を促す作用（鎮静効果）がある他、皮膚の再生や呼吸器系の不調にも有効とされている。フランキンセンスの周波数は147MHzであるが、実際にその周波数を発すると、それらの効果の他、肩こりや疲労などにも有効なことが分かる。現代人は、様々なストレスを抱え、それが原因となって多様な症状を生み出しがちである。そのため、例えば、周波数データベースの中から、個別にリラックス作用、皮膚荒れ、呼吸器不調、肩こり・疲労等に有効とされる周波数を選んで動かすよりも、むしろフランキンセンスの周波数を動かした方が効く傾向がみられる。

エッセンシャル・オイルの周波数が効きやすい理由の一つは、おそらくその周波数の高さにある。周波数が低ければ、肉体的・物理的に大きなインパクトを与えるが、高いと体感が得られにくくなるものの、ミクロの精妙な領域、すなわち、マインドや感覚、いや、エネルギー体に対して影響をもたらしやすくなると考えられる。そして、その波形に関しては、病原菌を殺したり、ヒーリングに用いるパルス波（例、方形波）ではなく、主に正弦波が利用される。正弦波が与える刺激は弱いが、エッセンシャル・オイルのような自然の産物の特性を損なわずに、遠く（奥）まで伝えやすい利点がある。

このようなエッセンシャル・オイルの周波数の利用は、ライフがレイ・マシーンを開発した時代には考えられないことであった。短時間の照射でガンを治癒させられるほど強力とは言えないが、それでも優れた施術効果を持ち、現代の周波数療法の強みの一つと言えるだろう。

処方箋医薬品の周波数の活用と危険性への注意

周波数データベースの中には医師による診察を経て処方される処方箋医薬品の周波数も存在する。例えば、バクテリアを殺す能力のある抗生物質の周波数がある。だが、筆者は抗生物質をはじめとした処方箋医薬品の周波数は使用しないように注意喚起している。

医師から処方される抗生物質であれば、一日何mgを何回摂取し、何日間続けるのか、過去の統計的なデータから、既に信頼できる目安が分かっている。だが、周波数療法の世界で使用可能な抗生物質の周波数の場合、どの波形を何ボルトの電圧レベルで用いて、1日何分間を何日間利用すると、実際にどれだけ服用した場合と釣り合うのか、まったく明確となっていないからである。

抗生物質の利用は、治療効果に及ばない量であってはならないし、多すぎてもいけない。また、バクテリアが完全に死ぬまで続けないことには、生き残ったバクテリアがむしろ耐性を得て、さらに猛威を振るってくる場合もある。それだけ慎重にならねばならないのだ。抗生物質の周波数は、実際に効果を及ぼすため、危険である。

そのため、もし抗生物質を求めるのであれば、医師に処方してもらうことをお勧めする。周波数データベースは6万5千にも及び、周波数施術機さえあれば、あらゆる周波数を簡単に発することができる。そのため、危険な使用も可能である。独自の設定が可能な周波数施術機を利用する際には、事前に十分に学び、理解したうえで活用して頂きたい。

DNAとRNA構造から割り出す周波数の理論

今から20年以上前、シャーリーン・A・ベームはDNAおよびRNAの構造から共振周波数を算出する方法を開発し、2007年10月9日に特許を取得している(Methods for determining therapeutic resonant frequencies, US 7,280,874 B2)。構造上、DNAはビフィラー（二本巻き）螺旋アンテナ、RNAはモノフィラー（一本巻き）螺旋アンテナを形成している。螺旋アンテナは螺旋半径の長さに等しい波長の電磁波を受信するため、DNAもRNAもその波長に対応した周波数で共振すると考えられる。つまり、生物はDNAやRNAというアンテナを持つことで、特定の周波数に共振する（受信する）とともに、特定周波数を発する（送信する）と言える。健康な生物からは幅広い周波数が一様に発せられていることにジョルジュ・ラコフスキーが気づいたように、我々は広範囲の帯域で電磁波を受信し、同調し、そして、その周波数の電磁波を発しているのである。

さて、周波数施術機Spooky2においては、ＤＮＡの半径およびピッチは、溝口憲治博士と坂本浩一博士による計算式（DNA Engineering: Properties and Applications. ISBN 978-981-4669-46-7, 2017）を参考にして、対応する周波数が発せられるようにソフトウェアに組み込まれている。

ＤＮＡの構造から共振周波数を割り出すメリットは大きい。従来の周波数療法で利用される周波数群は、統計的なデータに基づいて選ばれ、集められていると考えられる。だが、例えば、新型コロナウィルスが流行し始めた段階では、どの周波数がどの程度効果をもたらすのか、統計的なデータは取れない。もしライフが今でも生きていれば、ウィルスを分離し、自分の顕微鏡において、そのウィルスを死滅させうる周波数を見つけ出すことができるだろうが、その知識・技術はもはや存在しない。だが、有効性が定まっていなくとも、ＤＮＡ情報はかなり早期からネット上で公表されている。そのため、有効性の確認は取れていない段階であっても、理論上効果が期待される周波数は得られるのである。

そして、実際のところ、統計的に効果が示された周波数と近いレベルで理論値が効くことが報告されつつある。

第7章

遺産復活とともに近未来医療大転換へオリジナル「レイ・マシーン」の秘密を考察

特定の波長の光に効果⁉　レイ・マシーンの正体に迫る

現在、医療の現場で使用されている周波数治療器や、民間療法としての周波数施術機においては、身体に貼る電極パッド（又は握る電極棒）を利用したものが主流となっている。そして、確かに一定の効果は得られている。

しかし、かつてライフがガン患者に対して大きな成果を生み出したのは、X線管を使用してプラズマ光を発して行う治療であった。実は、ホーランド博士も、将来、天井から青色からピンク色のプラズマ光を浴びるだけで無痛でガン細胞を粉砕できるようになるだろうと語っている。

現代の周波数施術機においては、プラズマ光を使用したものもあるが、かつてライフが使用していたものとは何かが決定的に異なり、効力も劣っている感がある。それは、高額な波動治療器でも同様である。現在普及している周波数施術機や波動治療器ではあまり即効性は期待できないと思われるのに対し、ライフはわずか3分間の光の照射を3日毎に20～30回ほど行うだけでガンを完治させていたのだ。

序章で触れたように、生物は人工的な電波によって明らかに健康を損なうが、生き残った生物は耐性を獲得して、むしろ長生きする傾向もある。そのため、現代人はいわば電波耐性を獲得して、かつては即効性を持って効いたにもかかわらず、今ではなかなか効かない体質に変化してしまったのだろうか？　そして、ガンも同様に電波耐性を獲得して対処しづらい対象に進化してしまったのだろうか？

確かにその可能性は十分にありえる。実際、筆者がガン患者の異常周波数をバイオフィードバックスキャンで調べると、かつてライフが発見した1・607MHz（BX）や1・529MHz（BY）の周波数も検出されることはあるが、やや異なる周波数の方が圧倒的に多く検出される。近い帯域にあるため、ライフの主張が正しかったことが分かる一方で、100年近く前の状況とは異なり、現代のガンは進化し、やや異なる周波数を発するようになっている可能性が高い。そして、それ故に治療が困難になっている面もあるように思える。

だが、ライフは治療にX線管を用いていた。今日、周波数療法で採用されているプラズマ管とは異なっている。その点に関してもきちんと精査しておく必要があるだろう。病原菌固有の周波数を発して、共振させ、破裂・崩壊に導くという理論が正しければ、その信号が伝わる限り、どのような形で伝えても効果は得られるのではなかろうか。ライフが使用していたレイ・マシーンと異なり、現代の周波数療法においては、周波数信号が十分に伝わっていないのだろうか？　特定の周波数（波長）を皮膚表面から電気的な信号として得るのと、光として浴びることとの間にどんな違いがあるのだろうか？　オリジナルのレイ・マシーンがどのようなものだったのか、振り返りながら考察を行っていくことにしたい。

短時間で病原菌は死滅――即効性のあったレイ・マシーン

ここで、ライフが開発したレイ・マシーンについて報じた、1928年5月6日付の『イブニング・トリビューン』紙（サンディエゴ）を見てみよう。

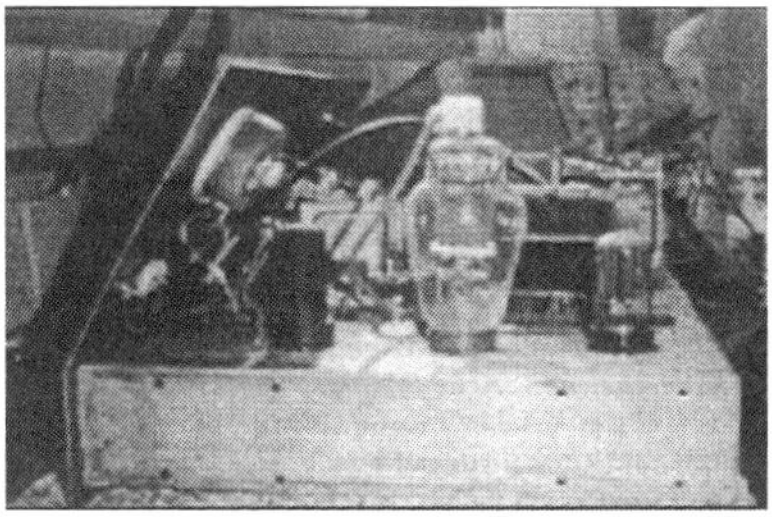
初期のレイ・マシーン

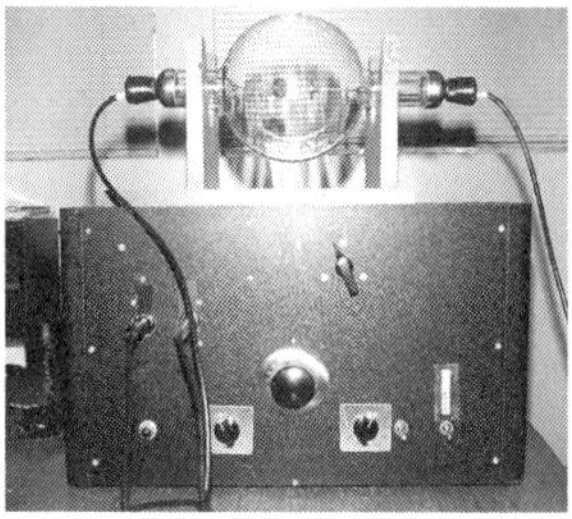
レイ・マシーン

病原菌の生命力を奪うために光線がなすことはまだ知られていない。各微生物には異なる波長を必要とするため、これらの小さな殺人者（病原菌）に起こることは、音叉《おんさ》が、近くで鳴らされた別の音叉からの音波によって振動する現象とどこか似ている。

様々な病原菌の致死周波数は、音波でみられるように、病原菌自体が有する周波数座標（筆者注、固有振動数と言い換えられるものと思われる）であるとライフは考えている。もしこれが説明となるなら、おそらくライフの光線は、花瓶やコップのように、病原菌を崩壊、あるいは部分的に崩壊させることを意味する。これが実際に起こっていることであると示す証拠がいくらかある。……（中略）……

光線が病原菌に向けられると、とても奇妙に振舞うのが観察される――文字通り崩壊するものもあれば、まるで悶え苦しむような反応を示し、最後には集団となって死んだように不動の塊となることもあった。ライフによれば、チューニングされた周波数に短時間曝すだけで病原菌には死の反応がもたらされ、その種によっては数秒で死に至る。

病原菌が攻撃された後、それらは死んだと実験報告は示している。それらの生命力は奪われた――もはや生命反応を示さず、繁殖せず、実験動物に与えられても病気を生み出さなかった。

多数の病原菌に対する致死周波数（ＭＯＲ）が発見・記録されて、光線は病原菌の周波数にチューニングされ、死滅するという確信の下、その病原菌に当てられたことをライフは報告した。

上記で報告されているように、「ライフによれば、チューニングされた周波数に短時間曝すだけで病原菌には死の反応がもたらされ、その種によっては数秒で死に至る」という。やはり、オリジナルのレイ・マシーンにはかなりの即効性があった。

現代のプラズマ管を使った周波数施術機（ライフ・マシーン）との違いはいったい何なのだろうか？　ライフが実際に使用していたプラズマ管を振り返ってみよう。

X線管からの光の放射で起こった事件の謎

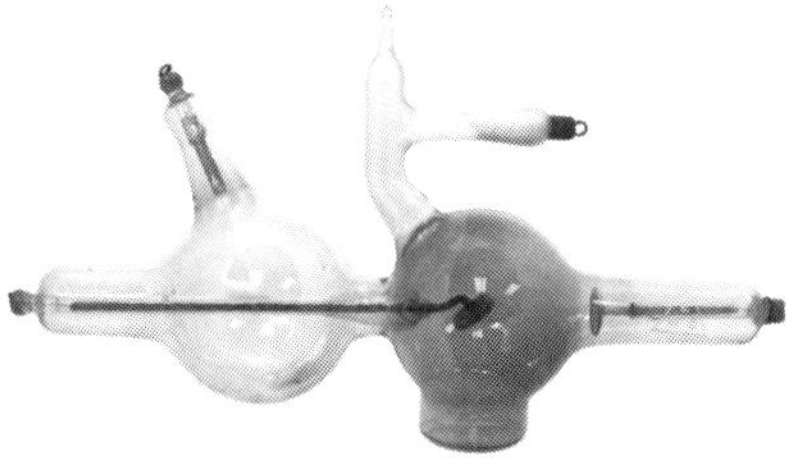

ピファード・セーフティーX線管

かつてライフが実際に治療に使用していたプラズマ管はもはや存在せず、現在では製造されていない。だが、初期の頃、ヘリウムを封入した石英ガラス製のX線管「ピファード・セーフティーX線管」をライフは使用していた。その後はクーリッジ・ユニバーサルX線管を使用したことが分かっている（写真参照）。

1944年の『スミソニアン・アニュアル・レポート』の記事において、ライフの機械が病原菌に対して行ったことについて描写されている。それによると、ある周波数に

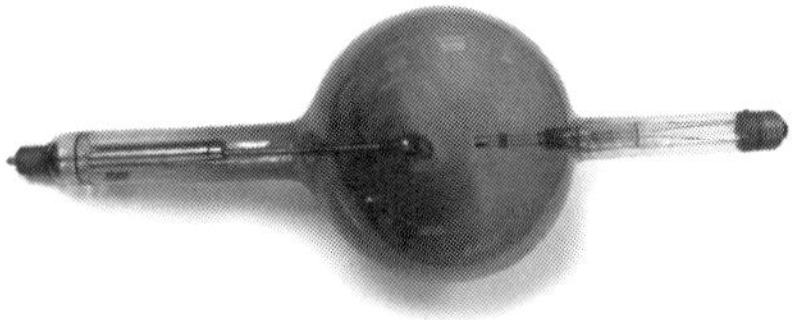

クーリッジ・ユニバーサルX線管

曝されると病原菌は死ぬが、その周波数は実際のエレメントに固有のものであるという。また、その周波数を見つけ出すのに、ライフは「光のヘテロダイン」を利用したという。ヘテロダインとは、ラジオや信号処理で、二つの振動波形を合成または掛け合わせることで新たな周波数を生成することを指す。

それは治療にも利用されたようで、ライフは１０００Hz前後でパルスさせた高電圧の（不足減衰）搬送波と、致死周波数（ＭＯＲ）として低電圧で長波（30—３００ｋHz）から中波（３００—３０００ｋHz）の正弦波を重ね合わせた合成波（シマー効果を持つ）を使用したことが分かっている。

アンソニー・ホーランド博士の場合、一つの周波数の波と、その11倍の周波数の波を重ね合わせた合成波を使用して、その威力を高めることに成功したが、ライフが減衰波をベースとして生み出した合成波の威力は想像を絶するレベルだった可能性がある。

近年判明したことだが、ライフの研究所にいたグルーナー博士は、ミルバンク・ジョンソン博士宛てに記した１９３６年11月４日付けの手紙において興味深い事件について報告している。

その手紙によると、ある日、ホイランドはある周波数の光を発したところ、研究所全体に衝撃が及び、研究室内の実験動物すべてが即座に死んでしまったという。それだけでなく、革張りの椅子からカビが溶け落ち、研究所のトイレにあった特定形状の窓ガラスが粉砕したという。研究に参加していた人々はすぐに研究室から飛び出し、頬をつねっては、自分たちが本当に生き残れたのかどうか確認したという。

このような報告を見ると、単に光の放射ではなく、爆発に伴う爆風の発生すら疑われる。クーリッジ・ユニバーサルX線管においては6インチのスパーク・ギャップを設ければ、最大10万ボルトで利用できたとされるが、どの程度の高電圧だったのか、その原因が割れた瞬間にX線管から発せられた光にあったのか等、詳細は不明ではあるが、ライフが不在だったためか、この事件については一切公表されなかった。

ホイランドは何らかの設定を間違えて、レイ・マシーンを動かしてしまったのだろうか？　ラコフスキーは多波動発振器においてX線管は使用しなかったが、減衰しない波形をある電圧レベル以上で使用すると、共振による熱作用で細胞を殺してしまうことを発見した。そして、熱作用を回避させる方法として減衰波を採用した。これは、病原菌をターゲットにしたライフの場合でも同様だったようで、ライフも減衰波を搬送波として、致死周波数を載せて発したという。電圧レベルと波形の双方の設定を大きく間違えてしまったのだろうか？

その可能性も考えられようが、レイ・マシーン自体から発せられる光についてもう少し注目してみた方が良いかもしれない。先に触れたように、１９５０年代になると、ライフとクレーンはそれまで使用していたX線管を入手できなくなり、治療効果を発揮させられなくなるという危機に直面した。詳細は不明だが、かつてのX線管の方が強力であり、のちに出回るようになったものでは不十分であったという。一体何が変わってしまったのだろうか？　ライフはそもそも殺傷能力の高い光（波長）を利用していた可能性も考えられる。

通常の可視光線を超えてエネルギーが高い電磁波は、順に紫外線、Ｘ線、そしてガンマ線となる。ライフはＸ線管を使用していたため、そこから可視光線の他に紫外線もＸ線（軟Ｘ線）も発せられていた可能性が高い。事実、ヘリウムを封入した石英ガラス製のＸ線管「ピファード・セーフティーＸ線管」においては、波長２２０nmの紫外線帯域の光まで透過可能だった（一方、今日のプラズマ管はポリカーボネートやガラスが使用されており、紫外線は透過しない）。しかし、壁を隔てて設置されていたはずのトイレの窓ガラスが粉砕するだろうか？　また、シロネズミ、モルモット、ウサギなどの実験動物がそう簡単に死んでしまうだろうか？

事実、ライフのレイ・マシーンは様々な研究機関で安全性が確認されていた。Ｘ線や紫外線が発せられていたとしても、前者は軟Ｘ線で低レベル、後者も低レベルで人体には無害であると判断が下されていたのである。

他にも気になることがある。仮に紫外線が病原菌を死滅させる鍵だったとして、特定波長の紫外線のみが、例えば、ガン原因菌を殺し、その同じ波長の紫外線が同時に他の微生物を殺すことはないのだろうか？　何らかの原因で爆発して、フィルター防御が機能しなくなり、それですべての実験動物が死んだと考えても、やはり、建物の壁や様々な障害物を透過することは難しいように思われる……。

単なる事故として深く考えることはないのかもしれないが、レイ・マシーンの研究者である筆者としては、気になる謎である。というのも、ライフによるオリジナル・マシーンの長所は、病原菌を瞬時に殺せることだったわけで、ひょっとすると、この事件がなぞ解明のヒントになるのかもしれないと思えたからである。

特定波長の光と致死周波数の信号の関係・効果について

そもそもライフが残した周波数とはいったい何だったのだろうか？

可視光線の波長は380〜760nmで、周波数にすると800〜400THz（テラヘルツ）である。1THzは10^{12}（10の12乗）Hzであり、1、000、000MHzである。

また、紫外線の波長は10〜380nmで、周波数は3x10^{4}〜400THz。X線の波長は0・01〜10nmで、周波数は3x10^{7}〜3x10^{4}THzである。

つまり、周波数で言えば、可視光線、紫外線、X線の中で可視光線が最も低いが、それでも数億MHzというレベルにある。

思い出して頂くと、ライフが発見したガン原因菌BXの周波数は1・607MHzであり、BYは1・529MHzだった。BXやBYの致死周波数は数億MHzの光のはるか下にある。一般に普及するライフ・マシーンにおいては、共振によって病原菌を破裂・粉砕するとみなされているが、オクターブの概念を導入して、正確に周波数が2分の1、4分の1、8分の1……というように螺旋階段を下降してはるか下の周波数にまで及んで、対象とする病原菌を共振させて殺すことができるのだろうか？

ライフは適切な色（スペクトル・波長）を選択するために、「リスレー・プリズム」を参考にして、特別なフィルターを作って使用した。そのため、特定の波長の光が病原菌の攻撃に有効だったことは間違いなさそうである。だが、1・607MHzや1・529MHzとの繋がりが謎である。

ここで、アンソニー・ホーランド博士のケースを思い出して頂ければ、数十万Hzレベルのパルス波を発することで、対象とするガン細胞は実際に共振し、破壊されていた。数十万Hzの周波数に対応するのは、中波であり、ラジオやアマチュア無線に使用される帯域である。これは、MHz単位に換算すると、数十万Hzは0・数MHzとなり、ライフが発見した癌ウィルスの致死周波数に近い数値となる。だが、ホーランド博士は光を使用せずに、電極からその周波数を作用させた。光がどのように関与するのだろうか？

そもそも病原菌を共振させうる原理はどのようになっているのだろうか？　例えば、音叉が発する音の周波数は、素材や形状にもよるが、主にそのサイズ（腕の長さ）に依存する。周波数が高ければ、波長が短くなるため、そのサイズも小さくなる。つまり、小さな対象を振動させるためには、高い周波数の音を発する必要がある。音叉はアンテナであり、腕の長さ（サイズ）に対応した波長の音波を受信している。

だが、波を受信し、共振する現象は、実のところ、程度の差こそあれ、形あるものすべてに見られると言っても過言ではない。例えば、棒状の物体が効率の良いアンテナになりうるが、昆虫の触覚、植物の体（枝）、動物の身体、四肢、体毛、染色体、DNA等、活用できるかどうかは別として、その長さやサイズ・素材等に応じた周波数の波を受信しうる。

ウィルスのサイズは20―３００nm、バクテリアのサイズは０・５―10µm（５００―1万nm)、真菌のサイズは３―40µm（３０００―４万nm）程度である。

アンテナは、その長さの整数倍（例、２倍や４倍）の波長の電波を受信しやすいため、ウィルスは波長nmレベルの電磁波で共振する可能性がある。先に触れたように、紫外線の波長は10~３８０nmである。そもそも紫外線には殺菌能力が高いことが知られているが、アンテナ作用を考えても、ウィルスは紫外線の波長域で共振して死滅しやすいとも言えるのかもしれない（バクテリアや真菌のサイズはさらに大きいため、波長の短い紫外線はその体内に侵入しやすい）。

だが、ライフが見つけ出した病原菌の致死周波数は決して紫外線の領域にあるのではなく、長波（30―３００kHz）から中波（３００―３０００kHz）の領域にあった。その致死周波数の信号をX線管に送ることで、発生する光に目視不可能なレベルで致死周波数レベルの揺らぎが生成されて、紫外線領域の光と相乗効果をもたらすのだろうか？　このあたりは、実際に検証と同時にレイ・マシーンの再現を行ってみるしかないのだろうか。

そして、もう一つ重要なことがある。実のところ、ライフの言う致死周波数は、かなり厳密であったことである。というのも、設定した周波数通りの信号が発せられるよう、ライフは1台1台レイ・マシーンの調整（キャリブレーション）を行っていたからである。この調整なくして、期待通りの結果を得ることはできなかったという。ライフは、致死周波数の特定には、石英プリズムにおける屈折角を参考にしていた。同様に、レイ・マシーンにおいても、自分が愛用していた石英プリズムを用いて調整を行っていた可能性が高い。その場合、ライフの言う致死周波数は、実のところ、現代の我々が頼る客観的な周波数とはずれていた可能性があり、その誤差も0・025%を超えてしまっているがために、我々は再現できていない可能性も考えられる。いずれにしても、ヒントは残されているが、いまだにライフの技術は完全に解明されていないのが現実である。

重力を調整できる「オド光線」という凄い発見と開発

先に触れたように、１９３６年のある日、ホイランドはある周波数の光を発したところ、研究所全体に衝撃が及び、研究室内の実験動物すべてが即座に死んでしまう事件を起こしている。その際、その衝撃は革張りの椅子のカビを溶かし、研究所のトイレの窓をも割ったとされる。

既に考察したものの、単なる事故として簡単に切り捨てることができず、筆者はずっと考えてきた。ただの爆風では実験動物たちに死をもたらすことは考えにくい。ヒトには特に健康上のトラブルを引き起こすことなく、紫外線やX線が実験動物たちだけに即座に死をもたらしたのだろうか？　想像するに、ヒトは直撃を免れつつも、実験動物たちはさらに強い放射線を浴びたのではなかろうか？　そんなことを考えていた際、筆者は当時のことを記した資料に出くわした。それによると、ホイランドはライフが発見した致死周波数ではなく、その高調波を使って搬送波と重ね合わせる実験を行っていたということだった。

実のところ、この事実は筆者に衝撃を与えた。事故の理由について一つ思い当たることがあったからである。だが、内心、あまりにも飛躍が大きすぎる。ありえないだろう。それでも、ひょっとすると……と思える部分もある。そのため、以下はあくまでも余談として、筆者の頭によぎった「光線」について触れてみることとする。

実は、その光線とは、ご存じない方がほとんどと思われるが、「オド光線」である。ライフは周波数制御ができていないオド光線を発してしまったのではあるまいか？

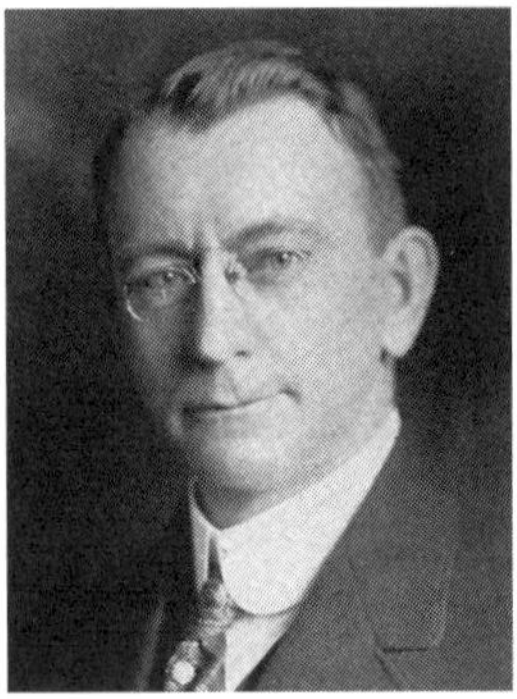

エドガー・L・ホーリングスヘッド

1921年、カリフォルニア州ロサンゼルス郡パサデナのエドガー・L・ホーリングスヘッド博士は驚異的な性質をもった「オド光線（Odic Ray）」の開発を発表した。オド光線は、岩石を透明に変化させるだけでなく、一瞬にして粉砕することができた。様々な物質を溶かすことも、水を酸素と水素に分解することもできた。それらの効果は波長の選択次第だった。また、スズ箔内に入れられた歯科用X線フィルムを感光するぐらいの強さで14㎝厚の鋼も28㎝厚の鉛をも貫通した。さらに、鉄・銅・亜鉛・錫・アルミニウムなどの卑金属の重量を20％軽減させるだけでなく、逆に重量を増加させることも可能だった。この実験は１００回以上も行われ、確認された。そのため、オド光線は重力を調整できる光線として認識されたが、その照射は極めて経済的だったため、ラジウムを利用した放射線治療にとって代わるものとして医療目的でも注目された。

ホーリングスヘッド博士によると、重力とは、太陽から発せられる波動と地球から発せられる波動の釣り合い関係から生じる。物質を構成する原子内では電子が高速回転しているが、常にそれは太陽からの波動に抵抗を受けている。その電子の回転速度を増加させれば、その物質は軽くなり（物質貫通力も高まる）、減少させれば重くなる。電子の回転速度に影響をもたらすことができるのがオド光線なのである。オド光線と他の光線との違いは、波長（周波数）、放電スピード、そして極性にあるという。そして、それらを調整することにより、原子（電子）のスピードを増加させ、それを

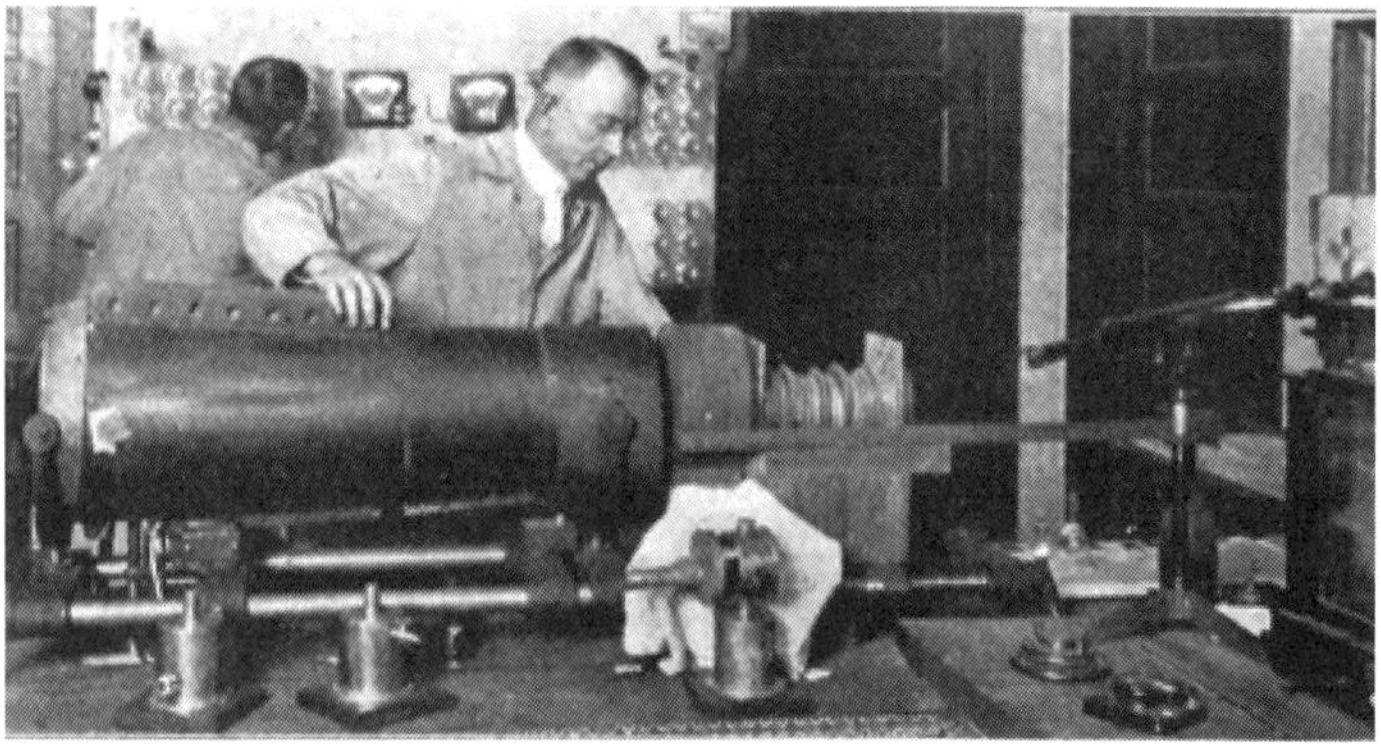

オド光線を発する機械

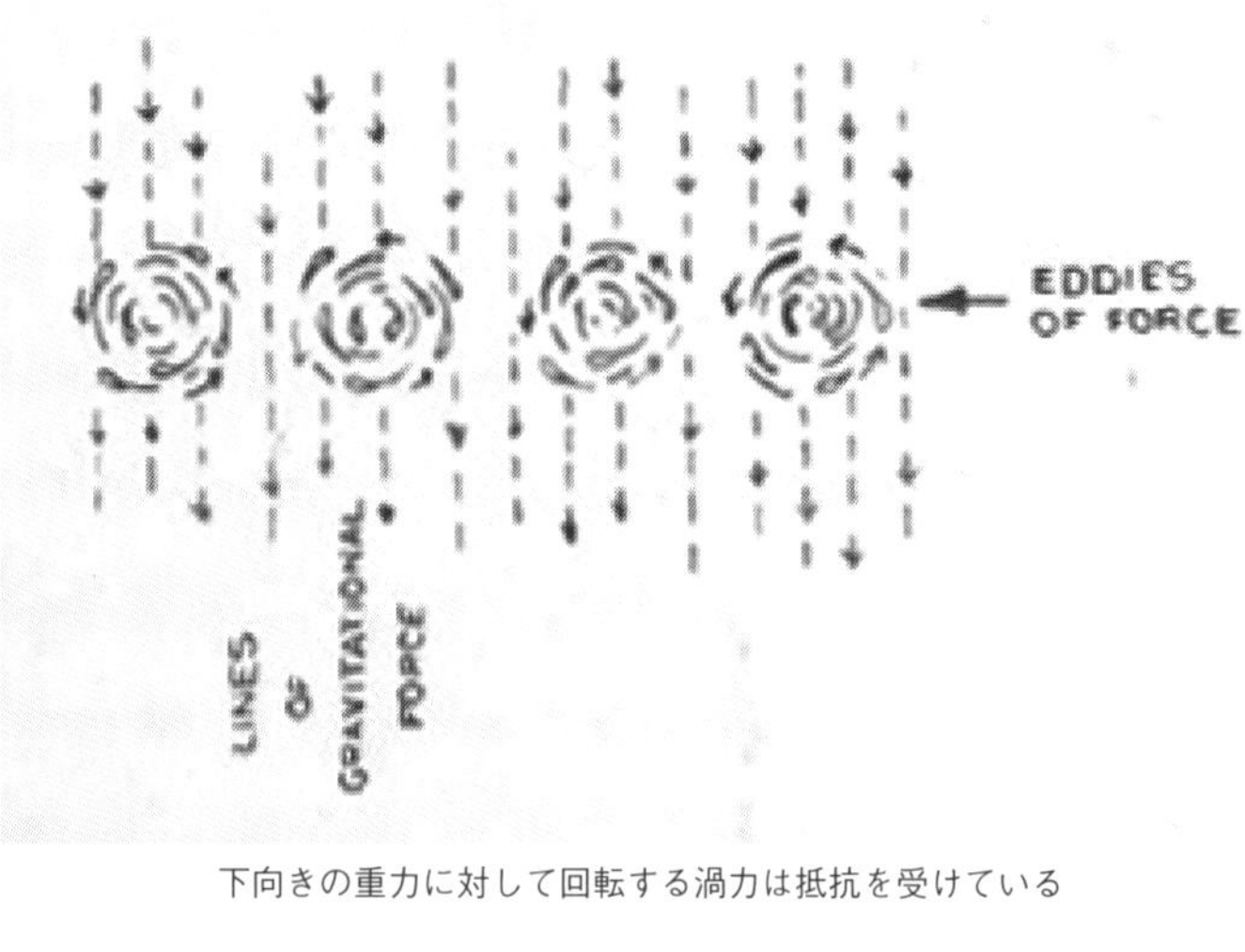

下向きの重力に対して回転する渦力は抵抗を受けている

崩壊させ、高速の光線または力を放出させることができた。

つまり、ホーリングスヘッド博士が使用した光線は、通常の電磁波であり、X線管のようなものが使用されていたと思われる。常識から考えると、発せられる可視光線、紫外線、X線では、そのような効果をもたらすことはできない。その秘密は、複数の波長（周波数）の電磁波を合成して生み出される波動の極性にあると推測される。それにより、単一の波長（周波数）の電磁波では持ちえない性質、すなわち第三の極性を有した別物の光線が生み出されるようなのだ。

ホーリングスヘッド博士が採用した法則は3：6：9である……。

ジョン・キーリーと反重力「3：6：9の法則」の謎

生前、ニコラ・テスラは「もしあなたが3、6、9の偉大さを知れば、宇宙を知る鍵を得たことになる」と言ったとされている。これは、世界中で多くの人が話題にして、様々な憶測が飛び交い、3、6、9という数字が持つ不思議な性質が紹介されている。だが、研究者らによると、残念ながらテスラがそのような発言をしていたとする記録は一切残されていないという。テスラは「3」という数字にこだわりをもっていたことが知られているものの、これはインターネット上で拡散したフェイクニュースのようなものかもしれない。いや、3、6、9という数字は、実のところテスラ以前の別人が注目していた数字であることを筆者は知っている。むしろ、真相を知らない人々があまりにも多

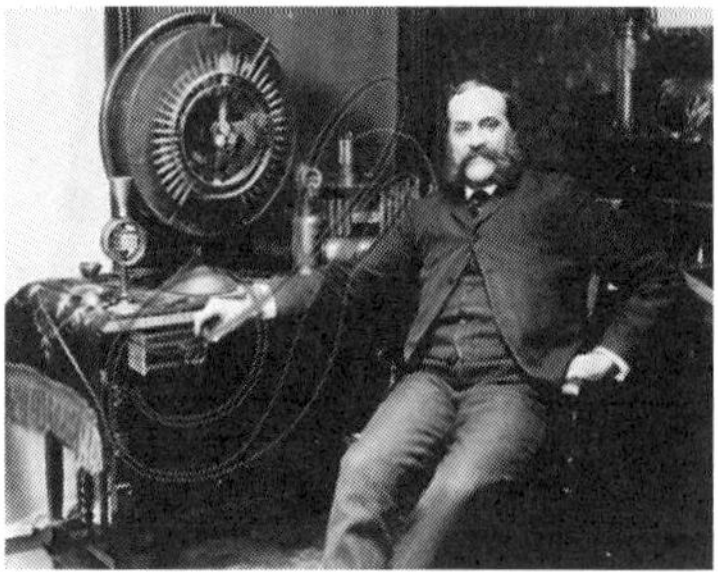

ジョン・アーネスト・ウォレル・キーリー

いことに戸惑いすら感じるものである。偽りの歴史が形成されてしまうことを防ぐためにも、ここでいくらか真相を示しておくことにしたい。

「3：6：9」は、確かにこれを理解すれば、世界を変えうる秘密であると言っても過言ではない。歴史を振り返って、この「3：6：9」の秘密を初めて完全に理解し、その応用に成功した人物は、アメリカの発明家ジョン・アーネスト・ウォレル・キーリー（1839―1898）だった。

キーリーは、音叉や楽器等で主に可聴音を発し、様々な物体を共振させうる固有振動数を発見し、最終的には物体を空中に浮揚させたり、逆に地面にめり込ませるなど、音波で重力を操ることを再発見した人物である。再発見と言ったのは、古代、音波を操り、巨石の重量を軽減させたり、空中に浮かべることができた人々が存在したことが、世界各地で語り継がれてきたからである（詳細は、拙著『ついに反重力の謎が解けた！』及び『「反重力」の超法則』［ヒカルランド］を参照）。キーリーは、一部の古代人が行ってきたことを再現することに成功した最初の近代人であった。

キーリーが発明家として活躍していた19世紀後半、多くの富豪たちは彼の会社「キーリー・モーター・カンパニー」に投資した。８歳年下の発明家のトーマス・エジソン（１８４７―１９３１）をはじめ、当時の科学者たちは、キーリーが積み上げた共振物理学があまりにも斬新で、従来の物理学と異なっていたため、まったく理解することができなかった。それは、17歳年下の若きニコラ・テスラにとっても同様だった。そして、テスラは、キーリー・モーター・カンパニーにお金が集まる状況を見て、キーリーに嫉妬していた。テスラだけでなく、多くの科学者たちがキーリーを快く思っていなかった。

さて、「3：6：9」の秘密が史上初めて世に出たのは1893年のことであり、それはキーリーのパトロンだったクララ・ジェサップ・ブルームフィールド・ムーアが記した本『キーリーと彼の発見（Keely and His Discoveries）』の中であった。キーリーは、「3：6：9」の法則を発見し、その法則に従って音波を発生させることで、重力を制御することに成功したのである。本書は反重力をテーマにしていないため、ここでは簡単に述べるに留めるが、3：9が引力を生み出し、6：9が斥力（反発力）を生み出す。

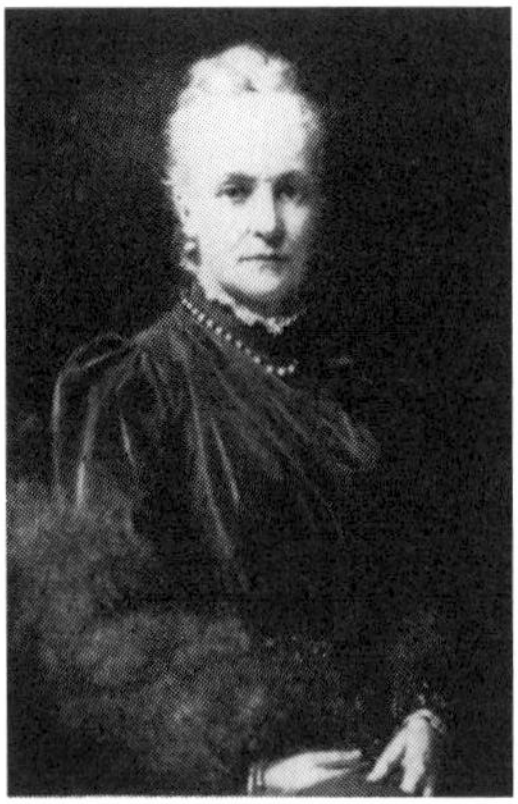

クララ・ジェサップ・ムーア

常にキーリーを意識していた若きテスラは、ブルームフィールド・ムーアの本を読んでいた可能性は高い。そして、キーリーに理解できて、自分にはまだできなかった「3：6：9」の謎解きは自分に課したノルマとなったのかもしれない。

だが、残念ながら、テスラは「3：6：9」の謎を解くことができなかった。開発したモーター等にその比率を採用したと思われるものはあるが、重力制御にまでは及ばなかった。そのため、記録には残されていないとしても、「もしあなたが3、6、9の偉大さを知れば、宇宙を知る鍵を得ることになる」と感じていたとしても、確かに不思議ではない。

とはいえ、キーリー以後、初めて「3：6：9」の謎を部分的に解いたのがホーリングスヘッド博士だった。

「3：6：9」の謎を解いたホーリングスヘッド博士

ホーリングスヘッド博士は、「3：6：9」の謎を部分的に解き、オド光線を開発した。キーリーが利用した音波とは異なり、電磁放射線を利用し、重力の制御に成功したのである。キーリーや古代人のように完全に物体を浮き上がらせるほどの重力制御はできなかったが、電磁波に応用した点では画期的であった。

さて、ここで極性について触れておかねばならない。我々が知る世界では、ほぼす

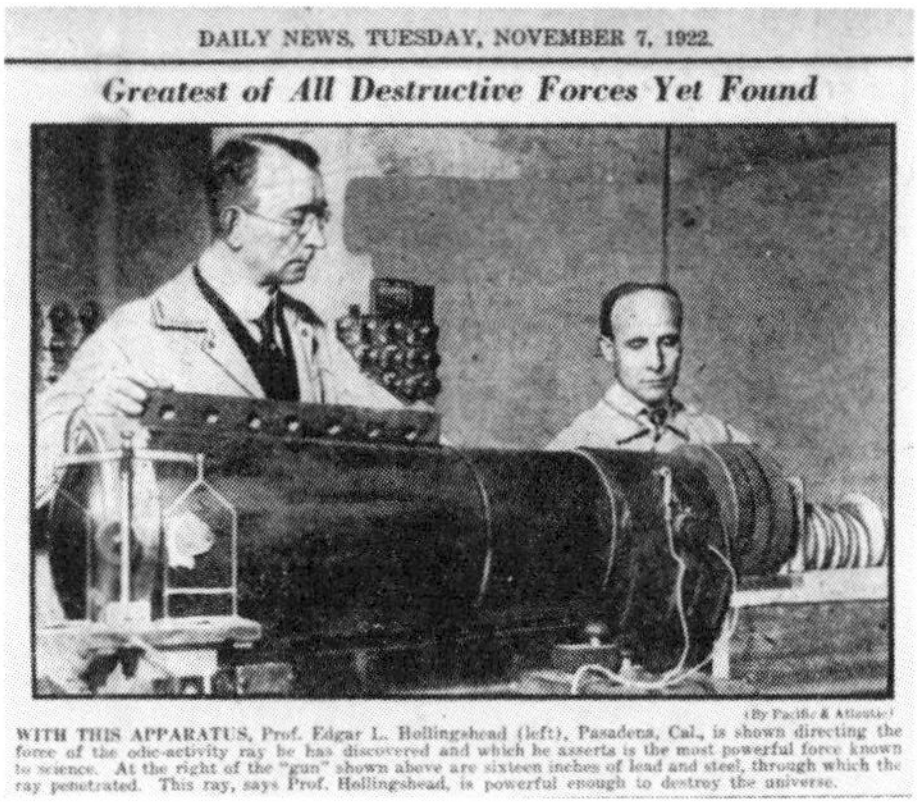

DAILY NEWS, TUESDAY, NOVEMBER 7, 1922.

Greatest of All Destructive Forces Yet Found

(By Pacific & Atlantic)

WITH THIS APPARATUS, Prof. Edgar L. Hollingshead (left), Pasadena, Cal., is shown directing the force of the odic-activity ray he has discovered and which he asserts is the most powerful force known to science. At the right of the "gun" shown above are sixteen inches of lead and steel, through which the ray penetrated. This ray, says Prof. Hollingshead, is powerful enough to destroy the universe.

ホーリングスヘッド博士の画期的な実験を伝える当時の新聞

べてのものが二つの極性を持つ、いや、そのように我々は信じてきた。例えば、「正」と「負」、「S極」と「N極」といった具合である。二つ以外の極性は考えることがない。だが、キーリーは、極性は3つ存在することに気づいていた。そして、ホーリングスヘッド博士もそれに気づいたのである。キーリーとホーリングスヘッド博士の認識においては、完全に一致しない部分もあるため、ここでは、ホーリングスヘッド博士の認識を紹介しておく。

「3：6：9」は「正：負：ドミナント」に対応する。ドミナント（dominant）とは、支配的、優勢、（音階の）第5音といった意味であり、3（正）と6（負）のバランスをとる支点のような位置を占め、欠くことのできない極性である。因みに、数字は周波数比に対応する可能性がある。

我々はこれまで正と負といった二つの極性だけに関心を払ってきた。そのため、古代の遺産を発掘することは不可能だったのである。そして、本書ではテーマを逸脱するため、詳細に触れないが、テスラ以降に世界中に普及した交流システムによって、キーリーの共振物理学への理解、そして、反重力技術の実現がさらに困難な状況が生み出されたのである。

ここで、ようやく、ライフとの接点が見えてきたかもしれない。ライフはカリフォルニア州サンディエゴ郡のポイント・ローマを拠点として研究を行っていた。ホーリングスヘッド博士も同じくカリフォルニア州の南西部、ロサンゼルス郡で同時代を生きていた。そして、ホーリングスヘッド博士もX線管の原理を利用していた可能性が高い。ライフ（実際はホイランド）は試行錯誤を経て、複数の周波数を組み合わせた光線を治療に利用した。ホーリングスヘッド博士も３：６：９の法則を利用して、音波でいう和音を電磁放射線に取り入れ、オド光線を開発した。ホーリングスヘッド博士は、そんな特別な周波数の組み合わせにより、破壊力・貫通力が高く、物質の電子の動きに影響をもたらしうるオド光線を作り出した。ライフは、X線管を利用したレイ・マシーンの開発において、当時一流の電気技術者で三極管の発明者リー・ド・フォレストと仕事をしているぐらいである。ライフやホイランドが近隣で教鞭をとっていたホーリングスヘッド博士のオド光線について何も知らなかったとは考えにくい。

物質貫通力の高いオド光線と重力制御がライフ博士の研究に関係⁉

物質貫通力の高いオド光線。その背景には、複数の周波数の組合せがあった。

筆者なりの解説を試みれば、木材に穴をあけるドリルビット（先端工具）の効果に近いかもしれない。もし、シンプルに先が尖っただけのドリルビットをドライバドリル本体に取り付けて、木材に押し当てるとする。いくらか木材は凹むだろうが、奥まで進まない。そこに作用する周波数は回転数のみである。だが、ドリルビットの先端や側面に溝や凹凸等の加工を施すと、ドリルビットは木材に吸い込まれるように入り込み、穴が開く。木材に及ぶ周波数は、ドリルの回転数と一致する周波数だけでなく、1回転当たり凹凸部が木材に引っかかる回数、つまり、回転数の何倍かの周波数が加わり、二つの周波数が作用したこととなる。実際には溝が木くずの排出に貢献する効果が無視できないが、複数の周波数を巧く組み合わせると、実用性の高い貫通力が生まれる。但し、重力制御の場合、この溝の刻み方には、未知の秘密があり、３：６：９の法則を採用した場合のみ、特別な効果をもたらした。

たとえるならば、このようにして、ホーリングスヘッド博士は驚異的なドリル、いや、実際にはオド光線を生み出し、28㎝厚もの鉛すら貫通させたと言えるだろう。利用したのはただの電磁放射線だった。

ライフ（ホイランド）は重力制御の研究は行っていなかったが、３：６：９の関係、つまり、ドミナントという極性の存在に偶然出くわしたか、オド光線に刺激を受けて実験してみた可能性が考えられる。それにより、通常であれば、不可能な壁や障害物の貫通を実現する光線を発して、実験動物たちを全滅させてしまう事故を起こしたのではなかろうか。そして、もちろん、病原菌に対して強力に効く光線を生み出せたのではなかろうか……。筆者は、そんな可能性も頭をよぎったため、単に光に致死周波数を載せて発したという分析だけで終わらせなかった背景がある。

だが、話はこれで終わりではない。ホーリングスヘッド博士は、3：6：9の謎を理解したものの、共振に関する理解はキーリーのレベルには達していなかった。それもあり、限定的な重力制御に留まった可能性がある。もしキーリーが同じことを行ったとしたら、ドライバドリルを特殊なインパクトドライバに変貌させるべく、彼自身の身体が生み出す周波数をインパクトとして付加させて、3つの周波数で臨んだはずである。これにより、驚異的どころか、魔法のドリルを生み出したことだろう。

過去の遺産復活に向けて——偉大な天才の技術が今こそ蘇るとき

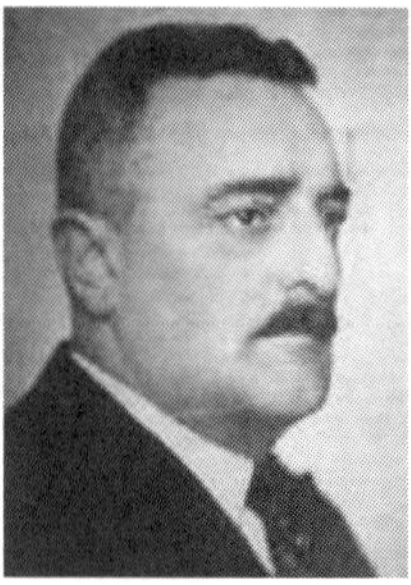

ヴィクトル・シャウベルガー
（1885—1958）

だが、魔法は簡単に理解されない。キーリーが生み出した機械には、不思議な卵形や球形が使用され、水や空気（エーテル）、楽器以外に、これといったエネルギー源がほとんど使用されなかった。キーリーは、当時最先端の科学者・発明家とは異なり、異例にも環境負荷が極めて小さいことを行っていた。のちに登場したオーストリアの天才発明家ヴィクトル・シャウベルガーは、どことなくキーリーと似た異色な側面を備えていた。

キーリーは一般的に使われていた科学用語ではなく、独自の言葉を使って説明を行い、それを理解できる者はほとんどいなかった。キーリーは、自らが発見した共振物理学の理論体系を確立すべく研究を行いたかったが、強欲な株主たちには商品化を急ぐように迫られた。キーリーも資金を得るために、投資家、科学者、記者らの前で様々なデモンストレーションを行ったが、信頼できる助手はおらず、自身の関心が多岐に及んだこともあり、なかなか進まなかった。世界的に有名な発明家となったものの、常人にはまったく理解できないことを行ってきたキーリーに対して、快く思わない人々も多かった。そんな中、あら探しを好む記者らが、デモンストレーションにはトリックがあったと思われる形跡を発見した。そして、それが知られるようになると、次第にキーリーの評判は落ち、史上最大の詐欺師というレッテルが貼られた。結果、歴史から消え失せたのである。

だが、完成しなかったが、3：6：9の秘密を含め、キーリーが体系化しようとした共振物理学を現在でも多くの研究家が学び、研究に役立てているのも事実である。

本書は、主にロイヤル・レイモンド・ライフの業績を振り返ることを目的として記したものだったが、ライフが利用した技術の全貌はいまだ明らかとなっていない。だが、そこには光学的・電気的な共振が利用されていたことは事実であり、エドガー・L・ホーリングスヘッド博士の研究との接点も垣間見えたようにも思われる。そして、特別な周波数の組み合わせというテーマを追究すれば、ジョン・キーリーにまで繋がるものだった。それは、まさに神秘の領域である。そんな発展への可能性も考慮すれば、様々な情報が飛び交う現代において、ライフの業績をきちんと振り返っておくことは急務なのではあるまいか。歪められたライフ像ではなく、真のライフ像を伝えなくてはならない。そんな必要性を感じ、筆者は本書を記した。そのいくらかでも読者に伝われば幸いである。

追記　筆者による周波数療法の進展

バイオフィードバックスキャンの有効活用

これまで記してきたように、ロイヤル・レイモンド・ライフは、自ら作り出した高性能光学顕微鏡で生きた病原菌を観察しながら、様々な波長（周波数）の光線を当て、どの波長（周波数）でその病原菌が死滅するのかを実際に目で見て、致死周波数を見つけ出してきた。これは最も合理的・科学的であり、信頼に足る方法である。

しかし、残念ながら、今の我々にはそう簡単にそれを再現できない。生きた標本、高性能光学顕微鏡、特定波長の光を選択的に照射可能な装置、そして、気の遠くなるほど根気を要する実験・観察などが必要であり、十分な予算のある研究所なくしては不可能である。

そこで、現代の周波数療法においては、バイオフィーバックスキャンが活用されている。既に説明したように、身体に対して低い周波数から高い周波数まで次々と発していく過程で、病原菌に共振をもたらし、電流量（又は心拍数や位相角）が大きく変動する周波数を検出していく方法である。例えば、この方法でガン患者の異常周波数を測定してみると、かつてライフが発見したガンの周波数（1・607MHz及び1.529MHz）近辺で異常が認められる。そのため、測定法は異なるとしても、現在利用可能なバイオフィードバックスキャンによる周波数測定には一定の評価を与えても差し支えない状況となっている。つまり、異常周波数を見つけ出すという最も重要なプロセスは現代においても十分可能なのである。

但し、バイオフィードバックスキャン自体は比較的シンプルでポピュラーな技術でありながらも、その精度は、たとえ同一メーカーの商品であれ、必ずしも一定に定まらない傾向がある。筆者もバイオフィードバックスキャンを使用してきたが、実際のところ、測定結果がどの程度信頼しうるものなのか、判断が難しかったこともあり、しばらく積極的には使いにくい機能だった。その前に、自分が使っている測定器と、他メーカーの信頼のおける測定器で、同一の結果が出るのか、確認が必要と感じていたのである。

バイオフィードバックスキャンの精度改善

そう考えていた時、他メーカーの周波数測定・施術機を使う神楽坂代替医療普及協会の代表添田均先生と出会う機会を得た。添田先生は周波数療法で実績のある鍼灸師であり、バイオフィードバックスキャンの結果に基づいた施術でガン患者に対しても極めて良好な成果を上げていた。正確な測定が出来なければ施術効果は発揮されないため、添田先生が使っている機械は参考になると思われた。もし、筆者の機械で測定した結果と添田先生の機械で測定した結果が一致すれば、バイオフィードバックスキャンの結果を積極的に活用していけるようになる。そのように考えたのである。

比較実験に先立ち、筆者はいくらか設定を変えた数通りの測定法を試していた。そして、実際に添田先生の機械で測定してみた。すると、その結果は、自分が試した数通りの測定法の中の一つによる結果と見事に一致したのだった。

これにより、筆者は自身の測定器の調整を行い、以後、バイオフィードバックスキャンを最優先として施術周波数を決める方針を定めることになった。早速、ガン患者の周波数を調べてみると、ライフが発見した周波数（1・607MHz及び1・529MHz）に近い値が強く出ることを確認した。そして、検出結果の周波数をターゲットとして施術を続けることで、問題の周波数の出方がしだいに弱まり、治癒していくことも分かった。問題の周波数は常に同じ周波数を維持するわけではなく、逃げていくかのように、少しずつ周波数をずらし、消えていくようになる。そして、次のステージに移り、今度は異なる周波数が表面化するようになる。しかし、それは最初に検出された周波数ほど深刻な周波数ではない……。このようにして、いくらかのケースで検出周波数を追跡していくことで、筆者は周波数測定の結果を利用して、効率的に施術を行う方法を発見するに至った。

独自の施術法の確立

バイオフィードバックスキャンで検出された周波数をただ施術周波数として浴びるだけでも効果はあるが、その人にとって最も問題となる周波数が毎回きちんと検出されるとは限らない。体調は日々変わり、測定時に風邪を引いていたり、別の問題で体調を崩している場合もある。そんな時、本来現れてほしい周波数が検出されないことがある。また、測定時にノイズが入ることもある。だが、それほど問題ではない周波数が検出されてしまったとしても、取扱説明書の指示に従えば、施術においてはその周波数を浴びることになり（目の前の小さな問題を施術し）、いわば寄り道をすることになる。つまり、効率が落ちることになる。

筆者は、測定法だけでなく、測定データの分析においても、思い切ってメーカーが推奨する方法から離れ、独自の補正や方法論を適用することにした。毎回測定記録を残し、測定値の推移を詳細に分析した。そして、被験者の体調を参考にして、繰り返し現れる周波数や、周期的にたまに現れる周波数などに注目し、重要性の高い周波数を見つけ出せるようになった。そのようにして、筆者は外せない周波数をピックアップすると同時に編集し、毎回のバイオフィードバックスキャンで検出される周波数に加えて施術を行う方法を生み出した。加えて、遠隔施術も併用することで、飛躍的に施術効率を改善（施術期間も短縮）できるようになったのである。

使用者次第で現代の周波数療法でも十二分な高性能マシーンになる！

現在までに、世界中で無数の周波数施術機が普及している。そして、周波数療法によって一定の効果が得られているという報告は多々ある。だが、かつてライフが示して見せたように、ほとんどの被験者に劇的に効いたというレベルまでの高評価はあまり聞くことはなかった。それは、ライフのレイ・マシーンと現在の周波数施術機との間に存在する差異から生じることなのだろうか？

いや、筆者に言わせれば、必ずしもそんなことはない。確かにレイ・マシーンは優れていたが、現代の周波数施術機でも強力な潜在力がある。実際に大きな効果が現れるのを筆者は知っているし、自分自身でも確認している。筆者の試行錯誤を通じた経験から言えば、良好な結果が得られない場合、第一に、単純に周波数測定の精度が悪いということが考えられる。正しく問題の周波数が検出できなければ、施術に効果は上がらない。ライフによれば、０・０２５％の誤差を超えていれば、効かないからである。

その次に考えられるのが、数回行った程度で、効かないと考えて止めてしまうことである。おそらく、効果を上げられなかった人々の大半は、継続しなかったことに原因があると思われる。ライフですら末期がん患者の治療に70〜90日を要している。短時間だが、3日おきに治療が行われ、その継続が結果をもたらしたのである。理想的には、ライフ同様3日おきに継続的に施術を行うことが望ましい。

また、施術のための周波数信号の設定も重要である。特に波形に関しては、過去何十年も研究者によって議論が続けられ、現在でもベストと言えるものが定まっているわけではない。有効とされる波形等の設定を、時折変更を加えながら継続していくことが求められる。

さらに、既に言及したように、現代の病原菌は100年近く前と異なり、耐性を得て、周波数を微妙に変化させてきている可能性がある。そのため、例えば、ガン患者からはライフが発見した周波数とはややずれた数値が得られることもしばしばである。

その他、効果的に身体に周波数信号を伝えるための工夫や、周波数療法にまつわるノウハウ等がほとんど浸透していないことも大きい。実際のところ、周波数療法の概念やメカニズム、そして、経験が物を言い、取扱説明書を読むだけでは決して引き出せない側面は無視できない。つまり、開発者ですら考えていなかったような知識も時として求められるのだ。

現在の周波数療法は、かつてライフが行っていたやり方とは異なっている。レイ・マシーンの再現はできていない。しかし、精度の問題さえクリアすれば、個々人の異常周波数を見つけ出すことに関しては、現在の方がむしろ進歩している。そして、皮膚表面から電気信号を伝える方法であっても、十分に特定周波数が身体に及び、効果が得られることが分かってきている。つまり、ライフが行っていたことは再現できていないが、効果に関しては、かなり近い成果が上がってきているのである。

そのような現状もあり、効果的な施術法を伝えていくことが重要であると筆者は感じている。基本、筆者は直接的に施術を行うことはないが、周波数施術機の基本的な使用法だけでなく、発展的な活用法についても、未経験者に加え、周波数療法の施術家に対しても教える講座を開いている。今や高性能周波数施術機が廉価に入手できる時代となっている。取扱説明書を読むだけではそのポテンシャルを十分に引き出せないが、一定の知識を得れば、様々なケースに対しても柔軟に対応できるようになる。特に、自分だけでなく、家族や友人、ペットのためにも簡単に動かせるようになる意義は大きい。

優れた医師は、患者から症状を聞いて心から同情し、治してあげたいという気持ちを抱く。そして、可能な限り力と尽くそうとする。患者もこの先生は本気で自分のことを考えてくれていると思い、信頼し、両者に同調が発生する。この時、医師の行為は余すところなく患者に伝わり、最大限の効果が発揮されるのである。家族や友人といった近しい人々に対して使ってあげることで、効果は発揮されやすい。そして、人を癒すことで自分も癒される。それを手軽に体験する機会が得られることからも周波数療法は魅力的なのである。

あとがき　人類を救う技術復活のために動き出そう

かつて古代の賢者は楽器や歌声といった音波振動を利用して巨石の重量を軽減させるか浮揚させて、遠方まで運搬しては巨石構造物を造り上げてきたとされる。これは、力持ちの巨人が運んだとするストーリーよりも具体性を持って、世界中の神話や伝説に数多く登場する典型的なストーリーである。そのような例として、エジプトのピラミッド、ボリビアのプマ・プンク遺跡、古代都市テーベの壁、ポンペイ島のナン・マトール遺跡、ユカタン半島のウシュマル遺跡など多数ある。だが、これらにまつわる話は、常識を逸脱しており、あくまでも魔法や伝説の域を出ないものとして認識されてきた。

それでも、近代に至ると、少しばかりその状況を変える兆しが現れるようになった。エルンスト・フローレンス・フリードリヒ・クラドニ（1756—1827）は、物体の固有振動の節を可視化する方法を開発した。それは、平面上に塩や砂などの粒子を撒いて、弦楽器の弓で振動させると、粒子は節に集まり、振動数（周波数）次第でその平面上に様々な幾何学模様が生み出される現象で、クラドニ図形と呼ばれた。つまり、音波のような振動が何か特別な効果を生み出すことが知られるようになったのである。

ジョン・キーリーは、クラドニの発見に刺激され、古代人が音波による共振技術を応用して巨石を運搬したと確信したのだと想像される。キーリーは、様々な物体を天井から吊るし、楽器を鳴らして共振する物体に注目した。そして、シンプルな形状、例えば、鉄の球体を用いて実験を繰り返し、最終的には3：6：9の法則を発見・確立して、様々な形状・素材の物体を浮揚させたり、逆に地面にめり込ませるようなことをやってのけた。共振現象を利用した重力制御に成功したのである。

だが、キーリーは数多くの手掛かりを残しながらも、残念ながらその技術は継承されることなく、失われた。ニコラ・テスラも3：6：9の謎解明に挑んだようだが、叶わなかった。キーリーが他界して二十数年後、3：6：9の謎を部分的に解明した人物が現れた。エドガー・L・ホーリングスヘッド博士である。彼は、3：6：9という数字の魔術を音波ではなく、電磁波に適用して、重力の調整に成功した。金属物体を20％軽くすることも、逆に重くすることにも成功したのである。だが、ホーリングスヘッド博士も自分が積み上げてきた知識・技術を後世に残すことなく姿を消してしまった。

ロイヤル・レイモンド・ライフは、今から100年近く前に光学顕微鏡の限界を打ち破る方法を発見し、倍率3万倍を超える光学顕微鏡を作り上げた。無色透明の標本を染色ではなく、光学的な共振（光励起）によって発光させ、可視化に成功。当時、観察不可能だったウィルス・サイズの病原菌を生きたまま観察することを可能にした。さらにライフは、共振発光の技術を応用して、特定周波数（MOR）の光線で病原菌を共振させて、死滅させる方法を確立した。その実現には、複数の波形の組合せだけでなく、複数の周波数（波長）の組合せが重要だった。だが、その技術も継承されずに消滅してしまった。

このように、かつて可能であったことが現在では不可能になってしまったということとに対して、皆さんはどのように思われるだろうか。筆者からすると、恥ずべきことであり、耐えがたいことである。古代の反重力技術に関しては、大量の化石燃料や電力の消費によって何とか実現させている現代の事例とは異なり、かつては極めて地球に優しい技術であった。ライフの周波数治療においても、わずかな電力消費によって治療が実現するもので、効能が低く、副作用もある医薬品の大量生産を必要としないものだった。

もし失われた技術が復活すれば、まさに我々の文明に大変革をもたらすことになる。いや、当時の人々が正当に彼らを評価し、受け入れていたとすれば、今の社会は現在よりもはるかに健全だったに違いない。大変革なんて必要なかった。そう考えて、筆者は情けない思いを抱いてきた。だからこそ、何とか過去の技術を復活させるべく、研究を続けているのである。

そして、ライフがレイ・マシーンで発した光線について考察を深めていったところ、使用された周波数（波長）の組合せにおいて、ホーリングスヘッド博士が3：6：9の秘密を取り入れて生み出したオド光線との接点を筆者は垣間見たのだった。本書は、そんな研究の過程を報告した側面をも持ったものだった。

筆者は、特に共振現象を応用した技術について調査・研究を行っている。実のところ、資金の問題で一度は諦め、何年も投げ出してしまっていた。今なおすべてが不十分である。だが、それでも自分が生きている間に可能なことはできるだけ進めておかねばならない、という思いから、再び動き出すことにした。本書の出版のように、いわば研究成果を活字に残しておくことはその第一歩だった。何もしなければ、ライフの発見も伝説の一つで終わってしまう、いや、事実誤認による過小評価によって、伝説にもならずにただ忘れ去られていく可能性の方が高い。

古代の人々にできて現代人にできないというのは大問題である。これまでの人類史はいったい何だったのかと思えてしまうからでもある。筆者は新しいことを生み出す以前に、失われてしまった技術の復活を目指している。技術の発展には、その踏み台が必要である。だが、その踏み台が既に崩壊し、消失の危機にある。今、筆者にはそう思えて仕方ないのである。

筆者は、古代の反重力技術の解明だけでなく、レイ・マシーンの原理解明を目指す研究者の一人である。ジョン・キーリーやエドガー・L・ホーリングスヘッド博士の研究を踏まえた上で、ライフが利用した共振技術の解明を目指している。だが、その調査・研究・実験には資金だけでなく、光学・電気・医学をはじめとした様々な分野の専門的な知識・技術を要する。到底一人でできることではなく、立ちはだかる障害は決して小さなものではないことが容易に想像がつく。それでも誰かがやらなければならない。誰かに期待して待ち続けていてはいけない。そう思って筆者は先頭を切って動き出すことにした。もし読者の中に、人類を救う技術の復活のため、何らかの形で協力していただける方がいたら、ご連絡頂けたら幸いである。

２０２２年12月吉日

水守　啓

能性がわずかでもあるとしたら、その発見を手掛かりに試行・検証を行ってみる価値は十分にあると私たちは考えています。また、それは単なる技術ではなく、自然との同調に基づいた技術であり、環境問題解決へのヒントとなる可能性も秘めているとも考えています。

当法人は、従来の科学的な常識にとらわれることなく、自然との同調に根ざした共振作用を利用した技術の復活および新規開発を目指しています。調査・研究にはまとまった資金を要しますが、当法人は、正会員（社員）による負担の他、賛助会員からの会費や寄付金等によって運営される非営利法人です。現状、決して十分な状況ではありません。皆様のご支援を必要としております。私たちは、自分たちの目標や目指している技術的な情報を賛助会員の皆様と可能な限り共有して、共に学び、世界を変えていくという夢を抱いています。賛助会員様には、有料のVimeo動画シリーズ『ケイ・ミズモリの代替科学教室』やメルマガ、一般には非公開の活動情報を無料で提供する他、イベント参加料金の割引など、様々な特典を用意致しております。是非ご入会頂き、明るい未来を作り出すべく、共に求め、育てていく体験を享受して頂けましたら幸いです。

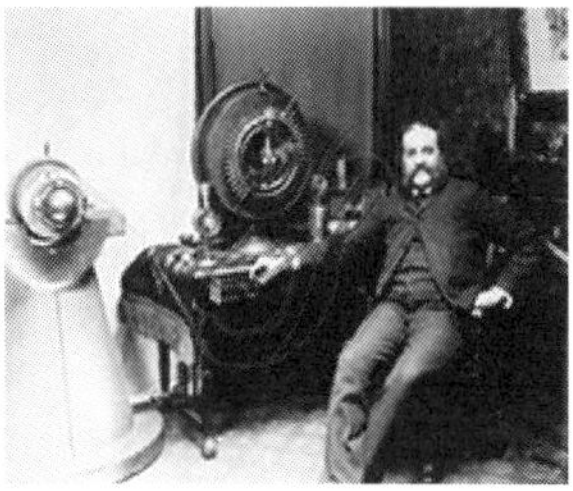

詳細は当法人サイト（https://www.knetjapan.net/kyoshin/）をご覧頂き、お問い合わせはmizumori@keimizumori.comまで頂けましたら幸いです。どうぞよろしくお願い致します。

一般社団法人　共振科学研究所より

賛助会員募集のお知らせ

一般社団法人共振科学研究所は、人類の自然との共生及び健康に寄与する、共振作用を利用した新しい技術、特に重力制御技術の開発、そして、失われた有用技術の復活を目指した調査・研究を行うことを目的として2022年6月28日に設立されました。

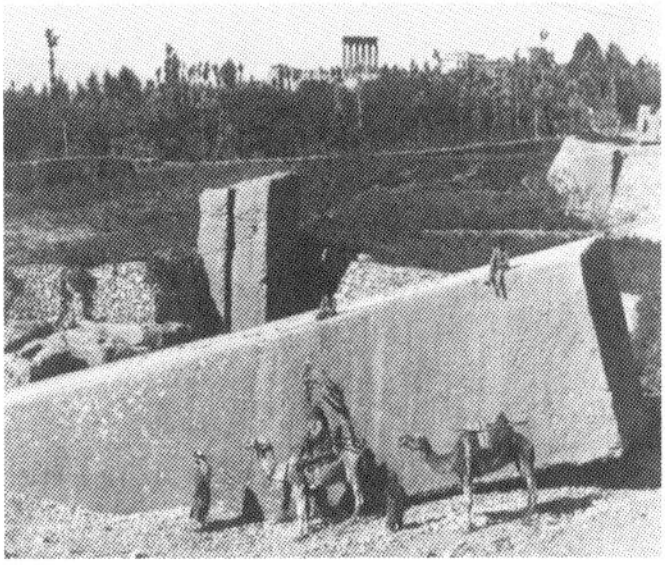

世界には圧倒的な存在感を示す巨石遺構が点在しています。古代の賢人たちは、我々の知らない、いや、忘れてしまった特別な技術で巨石を効率的に運搬する知恵を持っていたのではなかろうか？

当法人の代表理事であるケイ・ミズモリは、そんな素朴な疑問を出発点として、科学の分野で過去に人類が見落としてきた側面や、学問的に取り上げられることのなかった側面を掘り起こし、共振現象に注目し、その背後に秘められた謎を探っていくことにしました。そして、その研究の過程で、いくつか重要な発見に至りました。

それらは、反重力という分野に限らず、ロイヤル・レイモンド・ライフが開発した光線治療器「レイ・マシーン」の秘密にも関わる可能性がありました。

未解明の部分は多々残されますが、求める効果が得られる可

周波数療法の体験をご希望の方へ

筆者は、ライフの技術の復活を目指しているが、ヒトの健康状態を診断し、回復させる研究において、周波数施術機Spooky2を独自の方法で活用している。もし、貴方に学ぶ意欲があり、お金を掛けずに自ら周波数施術機を動かしたいと思われるのなら、筆者はSpooky2をお勧めする。平均的な周波数施術機の何倍も性能・機能面で優れていながら、相場の10分の1程度の価格で入手できるからである。ソフトウェアは無料公開されており、日々その改良に有志らが協力している。

但し、使いこなすにはいくらかの知識が必要である。大手ソフトウェア会社の有料商品を使えば便利だが、サポートのないフリーウェアを使いこなすには、それを学ぶ意欲や知識が必要となるのと似ている。それでも、性能・機能面ではトップクラスである。それがSpooky2だと言えるだろう。

そのため、筆者はSpooky2を使いこなすためのオンライン講習やセミナーを行っている。また、時折実演会も行っている。つまり、筆者が施術を行うのではなく、所有者自身が使いこなせるように手助けを行うことがメインとなる。

既に触れたように、どこのメーカーの周波数施術機も、一般のファンクションジェネレータに手を加えて、使いやすくしたものと言える。そして、メーカー毎の考えに基づいた設定で電気信号が身体へ伝えられるようになっている。選択するだけで、その設定を変えられないものも多いが、Spooky2においては、周波数、電圧値、波形など、細かく柔軟に設定が可能なソフトウェアが備わっており、独自の方法を試すことができる。わざわざファンクションジェネレータを駆使するよりも安上がりで便利である。そのためにSpooky2を利用している。

ただ、時にメーカーが推奨する方法を採用しない方が好結果が得られるケースもある。そんなこともあり、ただ商品をマニュアル通りに受動的に動かすのではなく、なぜどのようなメカニズムで効果が及ぶのかを理解して、やりたいことを自分で考え、その機能が備わっていればそのまま使い、なければ自分で作り出して動かす。利用者にはそのようになってもらいたいと思っている。

筆者が運営する螺旋周波数研究所においてはハードウェアは販売していない。希望者には直接メーカーから購入して頂いている。そして、使い方だけでなく、周波数療法に必要と思われる知識や考え方をオンライン講習やセミナーを通じて教えているのが現状である。

現在、国内でも様々な周波数施術機は普及しているため、経済的に余裕があり、学ぶのは面倒だという方は、どこかの治療院やサロンに通い、すべてお任せで診てもらうのが良いだろう。どのメーカーの周波数施術機でなければならないということはまったくない。周波数施術機に可能なことは多岐にわたるため、施術師がどれだけの引き出しを持ち、臨機応変に対応できるか次第だと思われる。

螺旋周波数研究所においては、基本、自分自身で使いこなせるようになってもらうための手助けを行っている。自分で動かせるようになれば、家族や友人など、他の人やペット動物に対しても使えるようになる。そして、人任せではなく、自分自身で前向きに取り組む姿勢を生み出すこともできる。そんな姿勢が重要である。

例えば、日頃身体を動かさず、血流に問題のある人が、周波数施術機で血流を良くしてほしいと言ってきたとしたら、機械を使う前に食事を見直し、運動やストレッチを行い、自分で足をマッサージするように筆者は助言するかもしれない。もちろん、機械でも改善を促す方法はあるが、機械にそこまで依存して欲しくない。自ら取り組む姿勢が重要である。周波数施術機は、あくまでも生活習慣の改善だけでは難しい部分の手助けである。実際のところ、周波数療法で劇的に病気の症状を改善させる人もいれば、特別な変化は得られない人もいる。筆者は医師ではなく、周波数療法は医療行為でもないため、過度に期待して頂きたくない。

本書で述べたように、残念ながら、ライフの技術を再現できる人はまだこの世界にはいない。筆者を含め、様々な研究者が少しでもそれに近づけるように取り組んでいる途上にある。その点をご理解の上、もしご自身で学ぶ意欲があり、Spooky2を使いこなすのに手助けが必要だと思われるのであれば、左記のサイトをご訪問頂けましたら幸いです。どうぞよろしくお願いします。

ケイ・ミズモリの螺旋周波数研究所
https://www.knetjapan.net/

尚、自分ではSpooky2を使いこなせないと思われる方には、通院による施術が受けられる神楽坂代替医療普及協会（北町治療院）をお勧めいたします。オーストラリアの国立大学で代替医療の学位を取得された、代替医療に詳しい鍼灸師添田均先生がスイスのＴＢエレクトロニクス社のＦ－ＳＣＡＮを用いて、周波数測定と施術を行っています。周波数療法による施術には経験と実績があり、料金もとても良心的ですので、安心して診てもらえるでしょう。

神楽坂代替医療普及協会（Dr. 添田均）
〒１６２－０８３４　東京都新宿区北町23　ロワール神楽坂１０２
chiroboy23102@ezweb.ne.jp

主な参考文献

"The Cancer Cure That Worked!: Fifty Years of Suppression" by Barry Lynes, Compcare Pubns, 1987.
"Virus Destruction by Resonance" by Auguste Meessen, Journal of Modern Physics, Dec. 28, 2020.
"Rife and his microscopes" by Brian Bracegirdle, Quekett Journal of Microscopy, 2003, 39, 459-473.
"Royal Raymond Rife and His Discoveries" by Fabrizio Del Tin, 2018.
"The Resonance Effect" by Carolyn McMakin, North Atlantic Books, 2017.
アーサー・ファーステンバーグ著『インビジブル・レインボー』（ヒカルランド）
ケイ・ミズモリ著『底なしの闇の［癌ビジネス］』（ヒカルランド）
ケイ・ミズモリ著『ついに反重力の謎が解けた！』（ヒカルランド）
ケイ・ミズモリ著『世界を変えてしまうマッドサイエンティストたちの［すごい発見］』（ヒカルランド）

解説「本書に寄せて」

神楽坂代替医療普及協会・代表
添田　均

奇書です。本書は魂の奥底を根底から揺るがす、驚愕の奇書です。

そして今後、日本の医療をダイナミックに変えるであろう、医療界に革命を起こすほどの凄い内容です。

現在、ロイヤル・レイモンド・ライフ博士の研究を追試検証する人は、世界中に大勢存在しております。

そのため、英語圏だけでも数百冊のライフ博士関連の本が出版されています。

ケイ・ミズモリ氏の本書は、超一級品の世界水準と言うべき、ロイヤル・レイモンド・ライフ博士の足跡を克明に追跡した日本初の研究報告です。

現在まで、ロイヤル・レイモンド・ライフ博士は、世界中の代替医療の業界で最大最高の評価を得ている研究者です。その人気は年々高まり続けて、もはや留まることがない破竹の勢いなのです。

日本にロイヤル・レイモンド・ライフを初めて紹介したのは、生体エネルギー研究所所長の鬼才・井村宏次氏です。それは1990年のことです。

筆者自身も井村氏からライフ博士の研究の存在を教えていただきました。それからは、ライフ博士の隠蔽され失われた異端とも言える研究の再現を求め続けています。

1997年にはフランスのガストン・ネサンの研究に基づく実録本である『完全なる治癒』が日本で翻訳されています。人の体内に共生するプレオモルフィック微生物が、慢性疾患に関与している真実の記録です。

その『完全なる治癒』の原作者である、ハーバード大学で生物学の学位を取得していたクリストファー・バードは、本の冒頭部分でエバ・ライヒ医学博士に、ガストン・ネサンは第2のロイヤル・レイモンド・ライフかもしれないと、同行を求められてネサンを訪ねていきます。エバ・ライヒ医学博士は、異端と変革の医師であったウィルヘルム・ライヒ医学博士の娘です。

ウィルヘルム・ライヒは改造顕微鏡のオルゴノ・スコープを駆使して、形態を様々に変化させる微生物を確認しました。強力なエネルギーを放出している、その謎の微生物をバイオンと名付けていました。

ライヒはFBIに逮捕されるなど米国政府の妨害に抵抗しましたが、最終的に投獄され獄中で60歳の時に亡くなりました。

彼の研究所にあった6トンもの研究資料や本は、見せしめとして米国の食品医薬品局の指令ですべて焼却されています。これは権力による研究の自由に対する迫害であり、近代史に於ける焚書事件として有名な出来事です。

前述したクリストファー・バード原作の『完全なる治癒』では、日本語版および米国・カナダでも出版されて、ガストン・ネサンと体内共生微生物の重要性が認識されました。

この本の巻末には、補遺Aとして「ライフの顕微鏡の行方」という表題の優れた論文が掲載されています。この小論はクリストファー・バードが、1976年に『ニューエイジ・ジャーナル』誌の3月号で発表したものです。

ロイヤル・レイモンド・ライフ博士の後半生は、弾圧やトラブルに巻き込まれ、ライフが66歳の時の1946年に研究所を閉鎖しています。第二次世界大戦中に、ライフ博士はアルコール依存症にもなっています。

ライフ博士が研究者として全盛期の1920〜1930年代には、新聞社が数え切れないほどライフ博士の研究を報道していました。ライフ博士は当時まぎれもなく、メディア・スターだったのです。

1970年代には、米国でもすっかり忘れ去られていたロイヤル・レイモンド・ライフ博士の存在を復活させたのが、クリストファー・バードなのです。

そのクリストファー・バードに触発されて、1987年にはカナダのバリー・ラインズがライフ博士の研究と足跡を丁寧に調べ『THE CANCER CURE THAT WORKED !』を書いています。

バリー・ラインズの書いた本は、現在も世界的なロングセラーとして売れ続けていて、ロイヤル・レイモンド・ライフ博士の研究を語るうえで欠かせないバイブル的な存在になっています。

また1999年には誰からも忘れられていた、数多くのオーディオテープが米国で見つかりました。40年以上前のテープは音声の再生が出来ず聞き取ることが不可能でした。しかしながら、最新のテクノロジーを駆使して音声の再生修復がなされたのです。

そこには驚くべき真実が詳細に吹き込まれていました。ロイヤル・レイモンド・ライフ博士や関係者が、ガンの画期的な治療法や感染性の病原体に対する、実用的で奇想天外な周波数機器による、具体的な情報を語っていたのです。このテープの発見によりカナダのライフ研究者らが、素晴らしい活躍をしました。

続々とロイヤル・ライフ博士の、散逸していた資料や原本を見つけ出し公開したのです。

ロイヤル・レイモンド・ライフ博士の病気を治す周波数の領域は、ライフの死後さまざまな憶測により大混乱していました。はっきりと言えば、それはでたらめでした。その論争に終止符を告げたのが、ライフのオリジナル周波数機器の発見でした。ホコリまみれで屋根裏収納部屋から見つけられたのです。それは2008年のことでした。

2年程かけて米国のライフ研究者らが集まり、ライフマシーンを再生可能となる修理を施しました。

そして発見されたライフのオリジナル周波数機械を起動させました。現存するライフの研究メモの記録を照合検証しました。ロイヤル・ライフの研究記録と、機械から発出された周波数は一致したのです。

ガンや感染性病原体を治す周波数は、10万ヘルツから200万ヘルツの間にあったのです。その後、カナダや米国から次々にロイヤル・ライフ博士の、残された研究記録と資料が惜しげもなく公開されました。

それまでは資料不足のために、ライフの顕微鏡や周波数治療の研究は信憑性が疑われていました。

しかしながら、現在ではもはや疑う余地はないほどの膨大な数の資料が見つけ出され、公表されています。

ロイヤル・レイモンド・ライフ博士は、1920年~1930年代に驚異的な医学研究を成し遂げました。ライフ博士は部品作りのために自ら旋盤加工を行い、5台の光学顕微鏡を作りました。最高倍率は6万倍、解像度を確定する高度な指標となるものが当時存在しなかったため、解像度は不明です。

リビングストン医師は全盛期のロイヤル・レイモンド・ライフ博士の研究所の近くに住んでいました。

彼女はバクテリア・サイズの大きさのプレオモルフィック微生物には、暗視野顕微鏡で観察していました。

ウイルス・サイズの時には、電子顕微鏡を使用しています。

リビングストン医師は、ガンに関与するプレオモルフィック微生物をプロジェニター・クリプトシデスと呼んでいました。それは、先祖伝来の殺し屋という意味です。

彼女は、ガンは免疫不全の病気であると断言しています。1974年にリビングストン医師はプレオモルフィック微生物を培養して、研究者として世界的な評価を得る発見をしました。プレオモルフィック微生物は、人が分泌するヒト絨毛性ゴナドトロピンと同じようなホルモンを分泌していたのです。

リビングストン医師は1990年に84歳で亡くなりました。筆者自身1999年に、バージニア・リビングストン医師の実娘であるジェリー・アン・ワグナーさんに、リビングストン医師のすべての研究論文を送ってほしいとお願いしています。ジェリーさんは大量の資料と論文を送ってくださいました。そして、プレオモルフィズム学説の神髄を理解することができました。

日本人にも、プレオモルフィック微生物を見てしまった医師がいます。茅野市立茅野町病院院長の牛山篤夫医師です。ガン患者の生血を顕微鏡で観察すると、特殊な細菌が存在することに気が付いたのです。

ガン学会等で公表すると、大騒ぎになりました。国会に呼ばれてガンの権威主義体制の医師らとの論争に発展しました。1966年4月7日には衆議院において、日本のガン研究の第一人者である、癌研究会癌研究所所長の吉田富三博士と論争の一騎討ちをしています。

人の身体に生息する体内共生微生物の存在を訴える牛山篤夫医師、存在を否定する吉田富三博士の論争は見ものでした。

牛山篤夫医師はプレオモルフィック微生物を観察して検証、そして実験をして再検証という繰り返しの中で、たった1人で19世紀前半にドイツで始まった、アイソパシーという代替医療にたどり着いたのです。

代替医療の世界ではアロパスが主張する、体外から病原体が侵入して病気を引き起こす、モノモルフィズム理論は正しいと考えます。しかし、同時に皆が生まれながらにして持っている、体内共生微生物が様々な慢性疾患に関与している事を強く主張しています。

ロイヤル・レイモンド・ライフ博士は謙虚に長年の研究の結論を、以下のように語っています。病気を引き起こすのは身体の細胞代謝の乱れによるものである、と。細胞代謝の乱れにより、体内共生微生物が増殖してしまうのです。体内環境こそが大切なのです。

ロイヤル・レイモンド・ライフ博士の顕微鏡は2台、現存しています。1台はヤン・メルタ・バレラード博士が執拗な探索で、英国の博物館に所蔵されているのを見つけ出しています。

もう1台は本書に書かれているように、スティーブン・A・ロス博士の知人が保管しています。スティーブン・A・ロス博士は、代替医療の業界では大変な人格者として知られています。いつの日かライフが造った顕微鏡が公開されることを待ち望んでいるのは、私だけではないでしょう。

現代の顕微鏡メーカーは、テクノロジーと光学理論の進歩により、ウイルスが観察可能な光学顕微鏡を発売しています。

ガストン・ネサンのソマトスコープの解像度は、15ナノメーターです。私の手元にある光学顕微鏡のカタログには、8ナノメーターの解像度を持つ顕微鏡が掲載されています。すでにニコンが市販しているのです。これは、ウイルスを見ることのできる解像度です。

周波数療法の機械は、世界中で販売されています。私が実験で使用しているものは身体の周波数測定が可能です。またこの装置は、病理組織標本のプレパラートなど、物質の周波数測定ができるほどの高感度な機械です。

大腸の腺ガンの病理組織標本のプレパラートを測定したところ、152万9千ヘルツで反応しました。子宮頸ガンやリウマチ因子、細菌、ウイルスの周波数も特定することが可能です。

ロイヤル・レイモンド・ライフ博士の研究で残された、ガンの病原体であるBXウイルスの周波数の記録メモと、大腸の腺ガンの病理組織標本のプレパラートの周波数は一致していて同じでした。

バナナやリンゴの周波数測定もできます。テクノロジーとエレクトロニクスの進歩には驚くばかりです。神楽坂代替医療普及協会のホームページでは、ガンや難病等の病理組織標本のプレパラートを利用して解析した、周波数の数値を公開しています。

なお、米国では現在でも食品医薬品局が「証明されていない治療法」として、ロイヤル・ライフの周波数治療は禁止・摘発の対象としています。医師免許があっても禁止されています。

幸いなことに日本では、国民の学問や研究の自由が憲法で保障されています。医師や鍼灸師であれば、電気・光線などの治療は、診療の業務範囲となっています。

筆者は神楽坂代替医療普及協会の代表として、定期的に周波数療法の勉強会などを開催しています。医師や鍼灸師、ロイヤル・ライフに興味のある方などの参加をお待ちしております。


私たちは、ケイ・ミズモリ氏という稀有な能力を持つ研究者に出会い大きな力を得ました。本書は日本の、そして世界の代替医療を躍進させるだけの大いなる知識の教授となるはずです。

ロイヤル・ライフ博士は、現実に存在していたのです。


「わずか1回の治療で病気は治らないだろうか？　いつの日か、そんな日がきっと来るだろう」

それが代替医療に携わる者の願いです。皆さん、これは約束ですよ!!

【添田　均　プロフィール】

代替医療に寛容なオーストラリア・ビクトリア州にある国立大学の補完代替医学部から、代替医療の学位を取得。東京・神楽坂で代替医療の臨床研究や勉強会を続けている。

神楽坂代替医療普及協会
アドレス：https://fscanjp.wixsite.com/rife

実験研究用の周波数測定ができる、周波数機械のお問い合わせは
日本代替医療研究協会
アドレス：https://jamra3r.wixsite.com/fscanrife

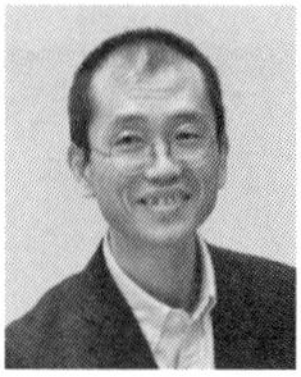

水守 啓　ケイ・ミズモリ

「自然との同調」を手掛かりに神秘現象の解明に取り組むナチュラリスト、サイエンスライター、代替科学研究家。現在は、千葉県房総半島の里山で自然と触れ合う中、研究・執筆・講演活動等を行っている。一般社団法人共振科学研究所代表理事。

著書に『「反重力」の超法則』、『世界を変えてしまうマッドサイエンティストたちの［すごい発見］』、『ついに反重力の謎が解けた！』、『底なしの闇の［癌ビジネス］』（ヒカルランド）、『超不都合な科学的真実』、『超不都合な科学的真実［長寿の秘密／失われた古代文明］編』、『宇宙エネルギーがここに隠されていた』（徳間書店）、『リバース・スピーチ』（学研マーケティング）、『聖蛙の使者 KEROMI との対話』（明窓出版）などがある。

Homepage: http://www.keimizumori.com/

E-mail: mizumori@keimizumori.com

医療マフィアが知って隠した【治癒の周波数】
潰された先駆者ロイヤル・レイモンド・ライフ博士と
レイ・マシーン
失われた治療器を復活せよ！

第一刷 2023年2月28日

著者 ケイ・ミズモリ

発行人 石井健資
発行所 株式会社ヒカルランド
〒162-0821 東京都新宿区津久戸町3-11 TH1ビル6F
電話 03-6265-0852 ファックス 03-6265-0853
http://www.hikaruland.co.jp info@hikaruland.co.jp

振替 00180-8-496587

本文・カバー・製本 中央精版印刷株式会社
DTP 株式会社キャップス
編集担当 溝口立太

ISBN978-4-86742-223-6

ヒカルランド　好評既刊！

地上の星☆ヒカルランド　銀河より届く愛と叡智の宅配便

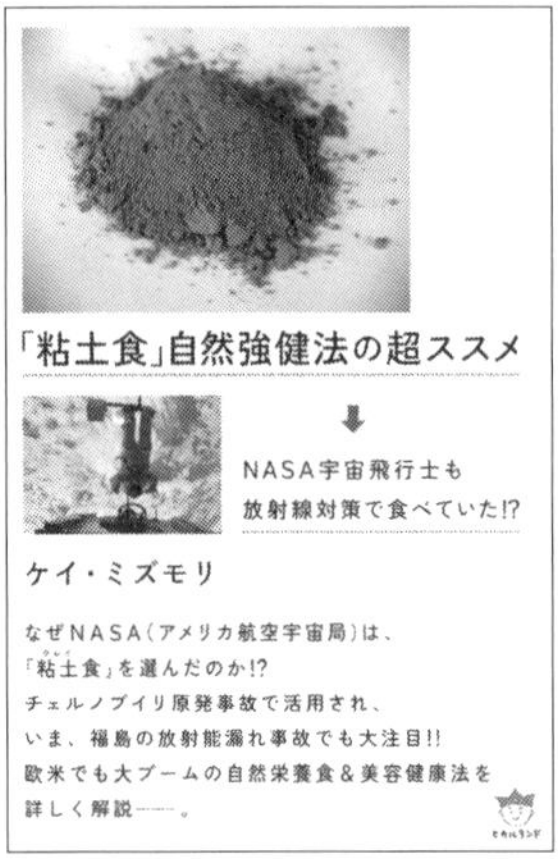

「粘土食」自然強健法の超ススメ
著者：ケイ・ミズモリ
四六ソフト　本体 1,600円+税

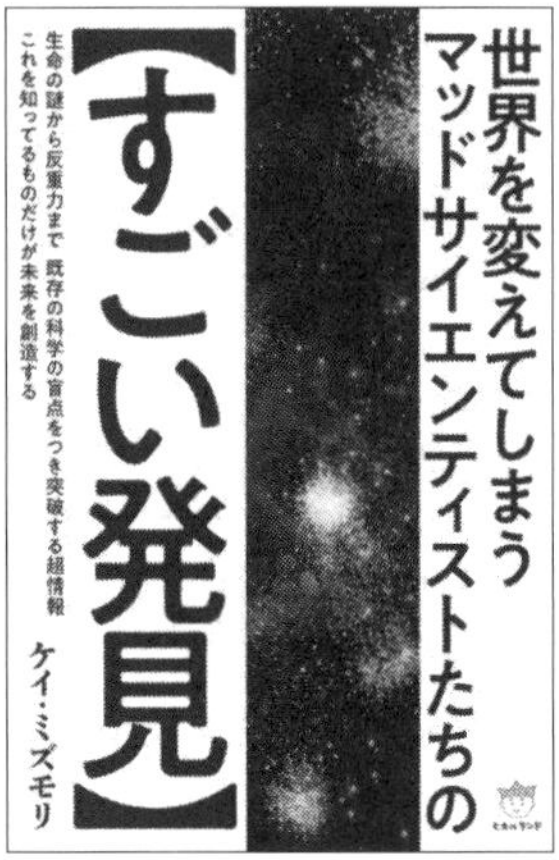

世界を変えてしまうマッドサイエンティストたちの【すごい発見】
著者：ケイ・ミズモリ
四六ソフト　本体 1,815円+税

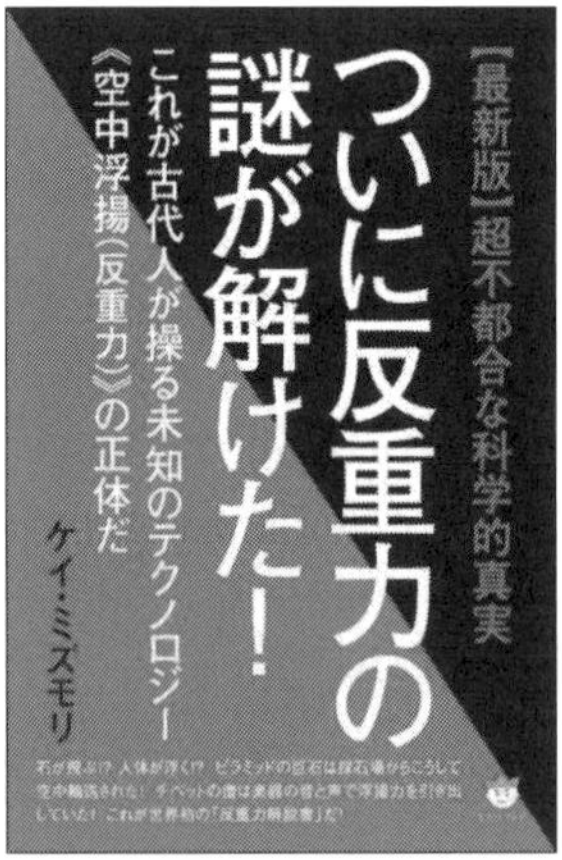

【最新版】超不都合な科学的真実
ついに反重力の謎が解けた！
著者：ケイ・ミズモリ
四六ソフト　本体 1,851円+税

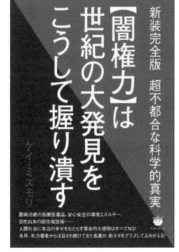

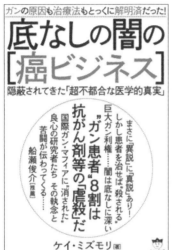